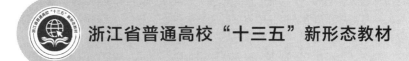

浙江省普通高校"十三五"新形态教材

实用细贵药材鉴定

第二版

邓茂芳　主编

吴晓宁　杨菊妹　副主编

郭增喜　主审

化学工业出版社

·北 京·

《实用细贵药材鉴定》(第二版)是应用本草学、植物学、动物学、中医学、化学、药理学、中药商品学等学科知识与现代科学技术来研究常用细贵药材的名称、来源、鉴定、规格标准、功效应用、用法、使用注意事项、贮藏等的综合应用教材。本教材在第一版的基础上,结合新形态教材体例,内容实用,精选传统细贵药材和浙江地方用药特色品种43种,编写上灵活穿插各种栏目和二维码资源链接,通过教材中各个二维码呈现给教与学双方。全书分4个单元,各单元前有学习目标,后有学习小结和目标检测,并且附有实践项目。

　　本书适应当前药学(中药)类就业岗位变化与职业岗位(群)的任职要求,贴近学生生活经历和经验,激发学生的学习兴趣和热情。第二版体现行业发展要求,符合"互联网＋"时代药学应用型人才培养要求。

　　本书可作为药学、中药学专业(本专科和高职相关院校、成人高校)以及医药营销专业等相关专业的教学用书,也可作为中职医药相关专业以及药学从业人员的业务参考书籍和培训教材。

图书在版编目(CIP)数据

实用细贵药材鉴定/邓茂芳主编. —2 版. —北京:
化学工业出版社,2020.6
　ISBN 978-7-122-36003-8

　Ⅰ.①实…　Ⅱ.①邓…　Ⅲ.①中药鉴定学-教材
Ⅳ.①R282.5

中国版本图书馆 CIP 数据核字(2020)第 032940 号

责任编辑:蔡洪伟　　　　　　　　　　文字编辑:焦欣渝
责任校对:王鹏飞　　　　　　　　　　装帧设计:关　飞

出版发行:化学工业出版社(北京市东城区青年湖南街 13 号　邮政编码 100011)
印　　装:大厂聚鑫印刷有限责任公司
787mm×1092mm　1/16　印张 8½　字数 204 千字　2020 年 7 月北京第 2 版第 1 次印刷

购书咨询:010-64518888　　　　　　售后服务:010-64518899
网　　址:http://www.cip.com.cn
凡购买本书,如有缺损质量问题,本社销售中心负责调换。

定　　价:32.00 元

实用细贵药材鉴定（第二版）
编审人员名单

主　　编　邓茂芳

副主编　吴晓宁　杨菊妹

主　　审　郭增喜（浙江省食品药品检验研究院）

编写人员（以姓氏笔画为序）

毛　磊（杭州医学院）

邓茂芳（杭州医学院）

包启年（杭州医学院）

孙远南（浙江萧山医院）

杨菊妹（浙江省磐安人民医院）

吴晓宁（杭州医学院）

范小利（浙江阿童木医药有限公司）

饶君凤（杭州职业技术学院）

姚　莹（杭州医学院）

梁泽华（浙江中医药大学）

蒋国军（浙江萧山医院）

蔡中齐（浙江医药高等专科学校）

潘　嬿（胡庆余堂天然食品有限公司）

前 言

2010 年出版的《实用细贵药材鉴定》教材已经使用了十年，作为浙江省"十一五"普通高校重点教材建设项目的成果，得到全国尤其是浙江省医药类高校及企业的喜爱。

为贯彻全国本科教育会议精神，深入推进高校教育信息化工作，促进"互联网＋教育"背景下"十三五"高校教材建设工作，鼓励教师利用信息技术创新教材形态，充分发挥新形态教材在课堂教学改革和创新方面的作用，不断提高课堂和课程教学质量。浙江省高教学会教材建设专业委员会决定开展第二批新形态教材建设项目的申报遴选工作，本教材被评选确定为浙江省普通高校"十三五"新形态教材建设项目。

按照坚持"分类指导与分批立项、专业特色与重点课程、富媒体与纸质教材、新编教材与修订教材"相结合的原则，在保留第一版教材的编写思路、体例和特色的基础上，第二版做了较大修订，主要特点是：

1. 体现"互联网＋教学"的精神。第二版教材依托第一版的编写团队进行调整，有行业专家和相关高校教师参与，有精品课程建设和教学资源库建设的扎实基础，已完成较丰富的数字资源，包括微视频、习题库、案例解析和大量真伪细贵药材彩色图片，通过教材中各个二维码呈现给教与学双方，利用互联网信息技术，发挥新形态教材在开展线上与线下教学中的桥梁作用。修订成为新形态教材后，资源丰富了，学习方便了，更能激发学生自主学习的兴趣和热情，不断提高课堂和课程教学质量。

2. 修订一些过时和不必要的内容。部分药材拉丁名、项目检查、规格等级等全部按2015 年版《中国药典》《浙江中药炮制规范》以及行业团体标准《中药材商品规格等级（226 种）》的新规定修改。更新《中华人民共和国野生动物保护法》等法规，删除鹿鞭等品种，以及修订了第一版教材中的不妥之处。

3. 增加一些新知识和教学资源。如在一些民间常用的药食兼用品种在功效应用项目中增补使用方法，新增党参、黄精、重楼、覆盆子、金蝉花等品种。利用学习平台，尽可能增补链接药材彩色图片和显微拍摄图片，比黑白图片更加直观和易学。

本教材内容提要、前言、第一单元绪论、学习小结和目标检测、参考文献以及部分教学资源由邓茂芳、饶君凤、梁泽华修订；第二单元植物类细贵药材鉴定、学习小结和目标检测、实践项目由吴晓宁、毛磊、杨菊妹修订；第三单元动物类细贵药材鉴定、学习小结和目标检测、实践项目由姚莹、包启年修订；第四单元其他类细贵药材鉴定、学习小结和目标检测、实践项目由毛磊、邓茂芳修订；各单元药材的规格标准由杨菊妹、潘嬿负责修订；教学资源由吴晓宁、姚莹、毛磊、范小利、蒋国军、孙远南、蔡中齐负责提供并修订。本教材参考的最新法律法规以及行业标准等资料主要由潘嬿、杨菊妹、包启年、范小利、蒋国军、孙远南等行业专家协助提供。本教材由浙江省食品药品检验研究院中药天然药物检验所郭增喜主任中药师主审。

本教材的修订得到参编学校以及相关单位的大力支持，个别图片和标准引用他人的成果（见参考文献）以及网络公开资料，仅作为教学之用。同时对第一版全体作者和出版社付出的努力，在此一并表示感谢。

　　由于编者水平有限，第二版仍然会有疏漏之处，敬请广大读者在使用过程中提出宝贵意见。

编者

2019 年 9 月

目 录

第四单元　其他类细贵药材鉴定 / 89

参考文献 / 103

附录 / 104

第一单元
绪　论　>>>

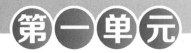

学习目标

[学习目的]

　　本单元系统介绍细贵药材概念、常用鉴定方法、贮藏和养护方法、资源开发利用的思路与研究等基础知识，重点学习细贵药材的鉴定知识，为下列各单元的学习打下良好的基础。

[知识要求]

　　1. 掌握细贵药材的定义、常用鉴别方法、贮藏和养护方法、资源开发利用的思路与研究。

　　2. 熟悉细贵药材研究对象和任务、加工方法、资源保护的意义与策略。

　　3. 了解细贵药材的炮制方法、重点保护的野生药材品种。

[能力要求]

　　1. 学会各种细贵药材的常用鉴别方法。

　　2. 懂得细贵药材的贮藏和养护方法。

　　3. 能进行细贵药材岗位应用的药学咨询服务。

第一节　　细贵药材的概念、研究对象和任务

　　细贵药材，又称贵重药材、细料，指的是物稀量少、疗效显著、价值贵重而来之不易的中药材。其主要特点体现在"贵"和"稀"，因不同时期对药材资源的开发和利用不同，所以药材的"贵"和"稀"是相对而言的。随着生活水平的提高和保健意识的增强，现在人们通常将一些药食兼用、具有保健功能的中药材也列入其中，如药店、超市常见的天麻、川贝母、黄芪、三七、石斛、铁皮枫斗等品种。因此，细贵药材的种类已大大拓展。

　　"实用细贵药材鉴定"是一门应用本草学、植物学、动物学、中医学、化学、药理学、中药商品学等学科知识与现代科学技术来研究常用细贵药材的名称、来源、药材鉴定、规格标准、用途、用法、使用注意事项、保存条件等的综合应用课程。

随着人们保健意识的增强，浙江作为医药大省，其部分药食兼用的细贵药材及产品在药店、超市的销量逐年增加。药学（中药学）专业学习细贵药材鉴定的核心任务是学习并掌握细贵药材商品质量的鉴定技术以及临床应用和药学服务的知识和技能。具体包括：

（1）掌握细贵药材商品的性状鉴定、显微鉴定、理化鉴定等鉴别技术，并能鉴定商品的质量。

（2）熟悉细贵药材的采制、产销、常见混伪品种以及影响商品使用质量的各种因素。

（3）认识细贵药材商品在医疗保健养生和市场流通中的地位和作用。学会细贵药材的药学咨询服务，为临床合理用药起到安全有效的保障作用。

（4）了解细贵药材的来源、规格、成分、用法用量、贮藏养护等商品知识。

第二节　细贵药材的加工与贮藏养护

一、细贵药材资源的保护及可持续利用

（一）细贵药材资源的保护对象

传统的细贵药材品种中不少源自濒危保护的动植物资源，我国制定的《国家重点保护野生药材物种名录》（附录1）共76种，其中动物18种、植物57种、真菌1种。细贵药材物种中，属一级保护的（濒临灭绝）如赛加羚羊、梅花鹿；属二级保护的（严重衰竭）如马鹿、林麝、马麝、原麝、银环蛇、甘草、人参、杜仲、厚朴、剑叶龙血树等；属三级保护的（严重减少）如川贝母、肉苁蓉、五味子、环草石斛等。

（二）细贵药材资源保护策略

（1）严格执行相关的保护政策和法规　如要认真执行2018年10月26日第十三届全国人民代表大会常务委员会第六次会议通过修改的《中华人民共和国野生动物保护法》以及《野生药材资源保护管理条例》《中华人民共和国森林法》《中华人民共和国渔业法》等法律法规。采收中要注意把当前的需要与长远利益结合起来，切忌滥砍、滥伐、滥捕、滥杀。

（2）可采用药用植物、动物的引种驯化　分片轮流封山育药；建立和完善自然保护区；变野生品种为家种、家养；要尽量注意扩大药材的药用部分或运用现代生物技术保护和发展种质资源等。对属于濒危资源的细贵药材的开发过程中，这是保证资源数量和质量十分有效的一项措施。如西洋参的引种、铁皮石斛人工培植、全蝎的人工繁殖、养麝取香、养鹿取茸等都不失为资源保护和利用相结合的有效措施。

二、细贵药材的采收加工与炮制

（一）细贵药材的采收

合理采收细贵药材，对保证药材质量、保护和扩大药源有重大意义。目前在有效成分以及有效成分积累还不甚明确的情况下，细贵药材的采收多是利用传统采收经验来进行。采收

的一般原则如下：

1. 植物类细贵药材

（1）根与根茎类　宜在秋后春前采收。如人参、天麻等。

（2）树皮和根皮类　树皮类多在春夏之交采收，根皮类多在秋季采收。如肉桂等。

（3）木类　宜在秋冬季采收，此时侵填体形成，有效成分含量高。如沉香等。

（4）花类　一般在花刚开放时采收。如西红花在开花期早晨采集花朵，然后摘下柱头。

（5）果实与种子类　宜在已成熟或将成熟时采收。如枸杞子在夏、秋二季果实呈红色时采收。

2. 动物类细贵药材

动物类细贵药材视其入药部分适时采收。如哈蟆油于秋天当林蛙进入冬眠期时捕捉采制；鹿茸须在清明后适时采收，过时则角化。

3. 其他类细贵药材

其他类细贵药材采收情况不一。冬虫夏草在夏初子实体出土孢子未发散时采挖；野生灵芝则在夏秋季采收；血竭则是采收成熟果实来进行加工。

（二）细贵药材的产地加工

产地加工是指采收时在产地对药材进行的初步加工，主要是除去杂质、干燥、整形和分等级，目的是保证质量，便于包装、运输和贮藏。

通过挑选、洗刷、切、撞、碾、刮等除去杂质和非药用部位。通过晒干、烘干、阴干等方法对药材进行干燥。部分药材在干燥前或干燥中还需进行趁鲜切片或蒸、煮、烫等加工。有些药材还需进行整形加工，如潞党参在干燥过程中要时时揉搓，使皮肉贴紧，并保持柔润的特点；肉桂须按不同的规格加工成板片状、槽状或筒状；三七干燥后置麻袋中反复冲撞，使之表面光滑等。药材一般要进行分等级，尤其是细贵药材。规格、等级是药材质量的标志，也是药材商品定价的依据。有根据产地、产季、加工、大小、质地等进行规格划分，如甘草分为"东草""西草"；三七有"冬三七""春三七"；天麻分为"春麻""冬麻"；山药有"毛山药""光山药"等。目前有76种药材商品有全国统一的规格等级标准。2018年中华中医药学会发布《中药材商品规格等级（226种）》团体标准，该标准的发布将对规范中药材市场流通秩序、合理引导中药材生产、促进优质优价、推动中药材电子商务交易等方面起到积极的作用。部分细贵药材尚无统一的规格等级标准，仍按地区习惯等或统货应市，本教材的细贵药材规格等级标准主要参考上述标准执行。

（三）细贵药材的炮制

产地加工属于初加工，炮制则属于进一步加工。药材经炮制后方能入药，这是中医药用药特色之一。炮制是根据医疗、调剂和制剂的需要，结合药材的特性，对药材进行加工处理的方法和技术。细贵药材的炮制和常用药材的炮制方法基本无异，这里不再赘述。

三、细贵药材的检验和养护

（一）细贵药材的检验

细贵药材的来源有植物类的，也有动物类的或其他类的，由于成分性质的不同，在贮藏过程中，可能发生各种变异现象，如霉变、虫蛀、泛油、变色、气味散失等，影响药材的质量，严重的造成经济损失甚至危害人体的健康。如人参、海马、海龙、三七等容易发生霉变虫蛀；牛黄、麝香、哈蟆油、燕窝等受潮后易发霉；当归、西红花则易失油变色或干枯；未干透的鹿茸，往往里面会腐烂发臭；麝香包装不严密，沉香久贮，均易挥发散失气味；珍珠、羚羊角等虽不易生虫发霉，但如果贮藏不妥，也会造成珍珠变色、羚羊角受热干裂。

二维码 1-1
常见药材变异现象

针对这类中药的各种变异现象，首先应做好入库验收。

（1）核对数量和规格　核对现货与发货单上的数量、品名、规格是否相符，然后逐件检验和复核包装重量，计算出正确的药材净重。

（2）检查包装　检查原包装有无损坏受潮，封签是否完好。

（3）检验质量　检验时，除要对每一品种的真伪、品质、规格等进行全面的验收外，还应针对容易变质的品种及其不同部位进行细致的检查。

例如，人参的品种、规格、等级比较多，易霉变、虫蛀、变味等。产地发运的人参，为防止运输途中枝体被折断，常进行"打潮"，并且加工品还含有蔗糖等成分，易吸湿霉变。检查原装的红参，如发现其木箱或铁盒有裂缝或钉眼、孔洞的，往往返潮和生虫，应及时打开检验。一般红参、山参生虫的部位在主根上部及芦头处；整把的参须易在扎把处或粗壮的部位生虫。长久与空气接触，参体颜色也可变黄变暗。糖参返糖时体发软，外表糖质不干，且有变色、发黏等现象。吸潮也可使人参的糖分酶解，产生酒味或酸味。

鹿茸茸尖皮下层易生虫，严重的也能蛀蚀到内部组织疏松部分，但锯口处已骨化的部分不易生虫。受热则茸皮出现裂纹或崩口；受潮则茸皮变黑并出现白斑。

毛壳麝香易生虫，仓虫多蛀毛囊，应轻轻摔打检查。检查毛壳麝香是否生霉，可轻按囊皮处，如无弹力并感到内部软绵，可用探针取少许，嗅闻有无霉味，必要时剖开香囊进行检验。麝香仁不易生虫，但受潮易发霉、散失香气，过于干燥则失润、干硬和减重。

哈蟆油易泛油、发霉。如受潮且表面黏性大、色深或不光亮，说明已泛油；发霉时表面有霉斑。

干燥的牛黄，体松质脆，容易碎裂和剥离，贮存中易吸潮。未干透的牛黄体较重、色暗黄，用手剥落碎片时发声不响，往往贮存中容易发霉。

海马、海龙、蕲蛇等容易生虫，多在体内蛀蚀。海马等在其腹部最易生虫，虫体细小，检验时，轻轻敲击可掉出蛀粉、虫粪或虫体。吸潮后也易发霉。

燕窝受潮后易发霉，检验时感觉发软或取 2 只相互碰击无声的，都说明已受潮。

西红花易泛油、变色，受潮易发霉。应注意有无变色及泛油。正常的西红花颜色鲜艳，体质糯润而气浓，否则即为陈货。

其他如冬虫夏草易生虫，吸潮体质返软。三七往往在支根折断处易生虫，其蛀孔很小，须仔细检查才能看出。检验羚羊角、珍珠等药材，也应注意检验其包装是否牢固以及有无变色现象等。对这类药材，在贮藏过程中，也应采取定期或不定期的检查。梅雨季节时，对易发霉生虫的细贵药材，尤应加强检查。

（二）细贵药材的养护

细贵药材的贮藏措施主要是防潮、防高温和避光，应放在专用库房内贮藏，并有专人负责保管。库房内温度应保持在30℃以内，相对湿度不超过70%。也可用固定的箱、柜、缸、坛等密闭后，贮藏在干燥、阴凉、不易受潮受热的地方。人参、燕窝、牛黄等，质脆易碎，在操作时，还应特别注意防止其残损。一般保管养护的方法可采用密封、气调养护、吸潮以及冷藏等方法。

（1）密封　细贵药材都可以采用密封的方法贮藏，如小件密封、箱柜缸坛密封或小间仓库密封。前提是药材应充分干燥，不应超过安全水分，也没有虫霉感染。一般量少可采用塑料袋密封，量多可采用罩帐密封。这样，使药材与外界空气隔绝，既防潮，也减少了害虫、真菌侵入药材的机会。其次，在密闭的条件下，利用药材本身、害虫、微生物等呼吸作用，使密封环境中含氧量逐渐下降，害虫和微生物繁殖受到抑制来达到安全贮存的目的。

（2）气调养护　就是在密封的前提下，把密封环境中影响药材变异的氧气有效地降低，人为造成一个密闭低氧的环境。药材在这样的条件下贮存，新的害虫无法生存，原有的害虫窒息死亡，微生物的繁殖和药材自身的呼吸氧化也受到限制，从而保证药材的品质。如有条件，可采取抽真空密封法进行贮存养护，但由于真空负压的缺陷，有时易漏气失效。此时，可采用抽真空充二氧化碳或氮气的方法，使包装内外气压平衡，又人为造成缺氧条件，来抑制害虫和真菌的生长，达到杀虫、防霉的作用。气调养护操作简单、投资小，并且药材损耗小、无杀虫剂残毒，是一项比较先进的贮存养护技术。

（3）吸潮　尤其适合梅雨季节。常用的吸湿剂有无水氯化钙或生石灰等。吸湿剂用量一般为每平方米用2.5～3kg，过量会使药材过分干燥而碎裂，增大损耗。此外，尚可配合使用空气去湿机除湿。

（4）冷藏　麝香、燕窝、哈蟆油、冬虫夏草等，以置冷藏室保管为宜，尤其在梅雨季节。冷贮的温度，一般为5℃左右（2～10℃），但包装必须密封，以防止潮气侵入。

常见的细贵药材养护的方法简述如下：

如人参的保管养护，可采用密封箱体或气调养护的方法；也可置于石灰缸内吸潮，但须注意药材不能接触生石灰以防污染。不能用萘丸、樟脑、冰片、薄荷脑、花椒等对抗同储，以防沾染异味。

如鹿茸防止生虫，可用木箱、铁桶盛装，但鹿茸必须充分干透，容器内四周放适量纸包樟脑或花椒、细辛，然后密封存放，也可用70%酒精，均匀喷洒在鹿茸表面，密封存放。

麝香忌与薄荷脑、冰片等混存，以免串味。最好放在低温库，或小袋密封置于冰箱冷藏保管。

哈蟆油可用缸密封贮存。可在缸底放一碗白酒，上面再放一张铺纸的竹篾，然后将哈蟆油放入，封好缸口即可。此外，也可在缸坛容器内喷适量高浓度白酒（不宜沾染商品），再进行密封。若装入双层塑料袋内再放入大容器内密封贮存，效果更好，这样既能防止发霉，又能保持原有的色泽。

牛黄应装入衬有棉花、灯心草或软纸的铁盒或木盒中密封，置阴凉、干燥、避光处贮存，也可密封贮存于生石灰缸中。

海马、海龙、蕲蛇等可拌入花椒或细辛，装入密封的箱或缸内，置于阴凉、干燥处保存。

西红花很容易变色，宜低温烘干，密封后放冷库。实践证明，放冷库做好密封措施是最好的，可能与其含有挥发性成分有关。家庭少量贮藏，宜密封后放冰箱冷冻层。如受潮，不能暴晒，以免变色。

此外，阿胶、生晒参等用干燥的谷糠埋藏，也能达到防潮的目的，其具体的方法是：先在容器内铺一层稻糠，然后将药材分层放入，放一层药材铺一层稻糠，最后再将容器封严，放在干燥、阴凉处贮存。但这一方法只能防潮，平时仍应注意加强检查，防止生虫。

传统的养护方法和现代的养护技术相结合，可根据药材不同的变异因素采取适当的方法进行养护。但总体应注意养护制度要健全，做到勤查，加强养护管理。

第三节　实用细贵药材的鉴定

一、细贵药材鉴定的目的

细贵药材属于中药材在经营及应用中人为划分的一个类别，其鉴定的内容主要两条：一是鉴定药材品种的真伪；二是鉴定药材品质的优劣。真伪鉴定是品质优劣鉴定的前提和基础。其目的均是为了保证临床用药的安全和有效。

由于细贵药材具有经济价值高、资源量少、群众需求大等特点，在市场上经常发现假冒伪劣之品。真伪鉴定就是鉴定所用的药材是否与规定的或实际需要的品种相符。品种的正确与否，直接关系到临床疗效、用药安全和经济利益等。例如，正品（与2015年版《中国药典》规定相符）天麻是兰科植物天麻（*Castrodia elates* Blume）的干燥块茎，具有祛风定惊、平肝息风的作用。而市场上一些不法分子则以美人蕉科植物芭蕉芋（*Canna edulis* Ker.）的根茎等经加工处理后冒充天麻出售。老百姓熟悉的补肝肾、益精血、乌须发的何首乌，正品来源为蓼科植物何首乌（*Polygonum multiflurum* Thunb.）的干燥块根。但市场上经常有"人形何首乌"的报道，一般为其他植物的块茎人工雕琢而成，属伪品。人参应为五加科植物人参（*Panax ginseng* C. A. May.）的干燥根，具大补元气、强心固脱、安神生津之功。在市场上曾发现用豆科野豇豆的根、茄科华山参的根、商陆科商陆的根等伪充人参的情况。

上述天麻、何首乌及人参的伪品，因品种为非规定的品种，其所含的化学成分也不相同，药理作用、毒副作用等不同或不明确，有的不能入药或具有一定毒性（如华山参、商陆），若未经鉴别，误服误用，则达不到治病强身的目的，甚至还会产生不良后果。

品种真伪明确后，还必须鉴定其品质优劣。优劣鉴定主要包括纯度和优良度鉴定。纯度鉴定就是检查药材中可能混入的各类杂质以及杂质的数量是否超过规定的限度。大多数杂质是在采收、加工、干燥、贮藏等过程中混进的，如麝香内的少量毛发、燕窝内的少数绒羽等，只要经炮制加工等除去杂质，符合药用标准即可。由于利益驱使，细贵药材的杂质多为人为掺入，如麝香中掺肝粉、猪血、肉桂、泥沙等；蕲蛇体内插入铁丝等；血竭中掺入松香、达玛树胶等；冬虫夏草中插入铁丝、牙签；红花、冬虫夏草添加增重粉等。

另外，水分、重金属及有害元素、黄曲霉毒素、农药残留量限度检查均属于纯度鉴定范畴。2015年版《中国药典》进一步增加中药的安全性指标控制项目，尤其加强对中药材中重金属及有害元素、黄曲霉毒素、农药残留量的控制。如对全蝎、薏苡仁等开展黄曲霉毒素检查；对阿胶、金银花、珍珠、枸杞子、黄芪开展铅、镉、汞、铜等重金属检查；对人参、西洋参、甘草、黄芪等开展农药残留检查。

二维码 1-2
常见药材掺杂现象

优良度鉴定主要确定药材是否符合药用标准，主要取决于有效成分的含量，而有效成分的含量又受到多种因素的影响，如产地、采收时节、加工、贮藏等。含量测定是鉴定药材质量最准确的方法，如麝香，2015 年版《中国药典》规定：按照气相色谱法测定，本品按干燥品计算，含麝香酮不得少于 2.0%。但是，大部分细贵药材和其他药材一样，在目前还没有完全搞清有效成分的情况下，优良度鉴定还是以传统经验为主划分商品优劣，从细贵药材商品规格等级较多可见端倪。

值得注意的是，某些细贵药材还采用真假拼接、移花接木的手法。如野山参的鉴定必须注意对拼接参的检查（拼接参是用数支参的不同部位人工粘接而成）。又如毛壳麝香的麝香壳为真，而内容物（麝香仁）掺假或全部为假。这些均属以次充好、以假充真行为，应注意鉴别。上述例子足以说明细贵药材真伪优劣鉴定的重要性。

二、细贵药材鉴定的依据与程序

（一）细贵药材鉴定的依据

中药鉴定工作的进行，主要依据是国家颁布的有关药品标准，有《中华人民共和国药典》（简称《中国药典》）和国家药品监督管理部门颁布的药品标准等。细贵药材的鉴定依据也不例外，都是依据国家药品标准，对药品的来源、质量标准和检验方法所作的技术规定，具有法律的约束力，是药品生产、经营、使用、检验和监督部门必须遵循的法定依据。鉴于细贵药材的特殊性，对于国家标准没有收载的品种，在鉴定时可参照相关的行业或地方标准加以分析确定。

（二）细贵药材鉴定的一般程序

细贵药材鉴定的一般程序和中药鉴定一样：检品登记→取样→真实性鉴定→品质优良度鉴定→报告。这里不再一一赘述。

取样环节中值得注意的是"贵重药材，不论包件多少均逐件取样""每一包件的取样量：贵重药材抽取 5～10g"。

三、细贵药材鉴定的方法

常用的细贵药材鉴定的方法主要有：基源（原植物、原动物）鉴定、性状鉴定、显微鉴定及理化鉴定四大鉴定方法。目前应用较多的还是性状鉴定方法。

（一）基源鉴定

基源鉴定，又称来源鉴定，是应用植物或动物分类学的方法，把各种药材的来源鉴定清楚，确定其正确的学名。这是细贵药材鉴定工作的基础，也是细贵药材生产、资源开发及新药研究工作的基础。以植物药为例，基源鉴定一般按以下步骤进行：①观察植物形态；②核对文献；③核对标本。

（二）性状鉴定

性状鉴定，又称感官鉴定，就是用眼看、手摸、鼻闻、口尝、水试、火试等简便方法来鉴别细贵药材的外形、表面、质地、气味等性状特征。性状鉴定适合鉴定完整的药材及饮片，具有简单、易行、便捷的特点，是细贵药材鉴定方法中应用最广的一种方法。细贵药材的性状，有时往往感知一个方面的特征，便能达到鉴定的目的。以药材为例，性状鉴定的主要内容及描述方法分述如下：

1. 外形

外形主要包括形状和大小。细贵药材的形状一般是比较固定的，与其药用部位密切相关。如植物类根类药材往往呈圆柱形（人参）、圆锥形（三七）、酱瓜形（天麻）等；动物类药材呈长方形（阿胶）、类球形（珍珠）、圆盘状（白花蛇）等。特别要注意的是，有些品种外形特征概括成形象、生动的经验鉴别术语，如"马头蛇尾瓦楞身"（海马）、"怀中抱月"（松贝）、"鹦哥嘴"（天麻）等。大小主要指长短、粗细、厚薄等。对于细贵药材，不同大小分档商品，一般也有一定的幅度，但如果差异太大，应引起注意。

2. 表面

表面主要包括外表颜色和表面特征。每种细贵药材都有其固有的色泽，但会因产地、加工方法以及贮藏等因素有一定差异。观察细贵药材颜色时，最好在自然光下或日光灯下进行。在描述药材颜色时，如果是用两种色调复合描述的，应以后一种色调为主。例如黄棕色，即以棕色为主。药物颜色改变，均应考虑其质量及品种问题。一般药材颜色是否符合要求，是衡量品质优劣的重要标志之一。

需要注意的是，川贝母、枸杞子、西红花等药材颜色特白或艳丽，谨防熏硫或染色；金钱白花蛇黑色环纹也有以杂蛇用黑漆描绘伪充，均要仔细观察。

表面特征主要观察细贵药材外表面或内表面有无鉴别的特征。植物类细贵药材注意有无皮孔、毛茸、鳞叶以及附属物等，如山参表面的横环纹（铁线纹）、天麻表面的潜伏芽排列的横环纹（点轮环）等。动物类细贵药材注意外表有无毛发、鳞片等，如鹿茸外表密生细毛茸；白花蛇外表具鳞片；麝香壳外表密生灰白色或灰棕色短毛等。内表面注意是否光滑、粗糙等，如树皮类杜仲内表面光滑、暗紫色，具微细的纵纹理；肉桂内表面红棕色，划之显油痕；麝香壳内层皮膜（"银皮"）呈棕色。

3. 质地与断面

质地常见有软硬、坚韧、疏松、致密、黏性、粉性、油润、角质样等特征。黏性表示具黏液质，如鲜石斛；角质样，如天麻、红参等，呈坚硬、光滑的半透明状，往往由于淀粉类多糖糊化所致；油润表示柔软而润泽，如麝香仁。

断面的特征往往在中药鉴定中相当重要，有时往往用形象的术语表示，如"菊花心"（甘草）、"金井玉栏"（黄芪）等。观察断面可以采用折断、切断或砸断等方法，饮片为段状或片状可以直接观察断面。但值得注意的是，折断时，应注意观察折断的难易、有无粉尘飞扬、有无响声、是否平坦，或呈颗粒性、纤维性、胶丝以及层层剥离等特征。如杜仲，折断时可见银白色致密的胶丝相连。难以折断时，用刀具切开，往往切面较平坦，注意纹理、裂隙、油点等特征。

对于掺有异物的细贵药材来说，如冬虫夏草内插牙签、铁丝，三七、天麻内插入铁片等情况，折断或切断的检查尤显重要。某些包装完美的细贵药材，可以用磁铁靠近样品，鉴别药材是否掺有铁粉、铁丝等；有条件的可以使用金属探测器来检查是否掺有金属类异物。

4. 气味

含有挥发性成分的药材，往往具有特殊的气，通常可用鼻嗅法鉴别真伪，如人参、沉香、麝香等药材具有特殊的香气。鉴定方法除直接用鼻嗅外，也可火试、手搓后再闻，如沉香点燃后可闻特殊香气；麝香仁撒于炽热坩埚，香气浓烈四溢。气愈浓厚，往往表示其质量也愈佳。

味有辛、甘、酸、苦、咸、涩、淡等。药材的味，不仅能辨别其品种或是否掺杂，也是衡量品质的标准之一。如肉苁蓉微甜，咸则为咸肉苁蓉；冬虫夏草掺杂浸糖则甜，浸盐则咸；甘草以味甜为佳，若有味苦的甘草，就要考虑其品种和质量问题。尝味时通常可用舌舔法、咀嚼法或尝水浸出液法等。由于舌的各部位对不同味道的味感不同，尝味时应使舌头的各部分充分接触药液，这样才能准确尝味。味也与药材所含化学成分有关，如药材熏硫后则有刺鼻的硫黄味、涂漆则有漆味等，均要引起重视。

5. 火试

火试常用于茎木类、其他类或动物类药材的鉴别，是将药材点燃或烘烤，通过观察产生的气味、烟雾、颜色、响声等现象来判断药材的真伪或优良度的方法，具有简便、易行的特点，也是常用的经验鉴别方法之一。如前述的沉香、麝香火试辨气味；烘烤纸上血竭细粉，可见熔化成血红色，不应有残渣或扩散的痕迹；珍珠火烧有爆裂声，可层层剥落，碎片珠光不褪。

6. 水试

水试是利用有些药材放入水中，药材或水液发生的一些特殊变化，如水液颜色的变化、药材浮沉或扩散的现象以及药材体积的变化等现象，作为鉴别药材真伪优劣的手段之一。如西红花浸入水中，水染黄色，药材本来的红色不褪，水面无油状物漂浮，水底无沉淀产生；哈蟆油置温水中浸泡，24h内可膨胀至原体积的 $10\sim15$ 倍；沉香则以沉入水中者质量为佳。

知识链接 细贵药材鉴别中常用的经验鉴别术语

二杠和大挺：梅花鹿茸具有一个分枝者，习称"二杠"；其主枝习称"大挺"。

门庄：专指具有一个分枝梅花鹿茸在离锯口约 1cm 处分出的侧枝，长约 $9\sim15cm$，直径较主枝（大挺）略细。

方胜纹：蕲蛇的背部两侧各有黑褐色与浅棕色组成"V"形大斑纹 24 个，"V"形斑的顶端在背中线上相接，习称"方胜纹"。

龙头虎口：蕲蛇头部呈三角形而扁平，鼻尖端向上，口较宽大，习称"龙头虎口"，上颚有长毒牙。

翘鼻头：蕲蛇的头呈三角形而扁平，其吻端向上，习称"翘鼻头"。

佛指甲：蕲蛇的尾部渐细，末节呈扁三角形，角质，习称"佛指甲"。

连珠斑：蕲蛇腹部色白，杂有多数黑色斑点，习称"连珠斑"或"念珠斑"。

龙头凤尾：铁皮石斛的茎，经特殊加工制成的耳环状，其一端基部留下的短须根，称为"龙头"；其茎末梢细，特称为"凤尾"。

乌金衣：国产牛黄表面有时可见一层黑色光亮的薄膜，习称"乌金衣"。

当门子：麝香囊中颗粒状的麝香仁，习称"当门子"，颗粒大小不一，颜色也不相同。

银皮：麝香囊内层皮膜呈棕红色，习称"银皮"或"云皮"。

芦头芦碗：根类药材的根茎部分，习称"芦头"；芦头上凹陷如碗状的茎痕，习称"芦碗"，如人参。

圆芦、堆花芦、马牙芦：山参芦头有时形成二节芦或三节芦，靠近主根的一段芦头，芦碗消失而较为光滑，呈圆柱状，习称"圆芦"；中部芦碗密集如堆花状为"堆花芦"；上部新近形成的芦碗粗深状若马牙为"马牙芦"。具圆芦、堆花芦、马牙芦者称三节芦；具圆芦和马牙芦或圆芦和堆花芦者称为二节芦。若芦头长，芦碗间距较疏，宛如竹节，习称"竹节芦"；若芦头长细，圆芦略带弯曲，形似大雁的颈脖，习称"雁脖芦"。因生长条件限制，芦头较短的芦，习称"缩脖芦"。

枣核艼：人参芦头旁生较细的不定根，药工习称"艼"。如野生人参的"艼"呈纺锤状，称为"枣核艼"。较细的艼，称为"毛毛艼"。有时主根消失，艼继续生长代替主根，称为"艼变"。

　　铁线纹：野山人参的主根粗短，其外皮细致光滑，上有许多明显细密的环纹，尤其在肩部更为密集，习称"铁线纹"，也称"肩纹"。

　　横灵体与顺直体：均指山参的形态。山参主根分枝角度较大，且短粗，习称"横灵体"；而参体分枝角度小，且腿长者称"顺直体"。

　　珍珠点：通常指野生人参的参须脱落后的痕迹，其上生有点状小疙瘩，习称"珍珠点"。

　　狮子头：又称"狮子盘头"，指党参的顶端密集的疣状突起的茎痕及芽痕。

　　怀中抱月：川贝母（松贝）两片鳞叶，大小悬殊，大瓣紧抱小瓣，未抱合部分呈新月形，习称"怀中抱月"。

　　鹦哥嘴：又称"红小辫"，天麻（冬麻）块茎顶端红棕色干枯的芽苞，习称"鹦哥嘴"。

　　金井玉栏：某些根类药材断面形成层成环，将木部和皮部分成内、外两部分，如皮部呈黄白色、木部呈淡黄色，药工常称为"金井玉栏"，如黄芪、桔梗等。

　　角质：一些含较多淀粉或其他多糖类的药材，经蒸煮等加工后，淀粉及多糖糊化，干燥后所呈现的半透明光亮形态，尤以断面更加显著，称为"角质"，如天麻。

　　颗粒状：组织中有较大的石细胞群，折断后石细胞群呈颗粒状突出，如肉桂断面呈颗粒状。

　　板片状：从粗大树干剥下的树皮，多呈宽大厚片状，干燥后不易收缩卷曲，呈板状或片状，如杜仲。

　　油性：药工将含脂肪油的种子、果实类药材或含挥发油的药材，称为"油性"，如肉桂等。常用指甲刻划或取断面观察油性的大小，作为质量优劣的标志之一。

　　通天眼：羚羊角中上段中空，有一细眼直达角尖，迎光可见，习称"通天眼"。

　　挂甲：取牛黄少许，和以清水，涂于指甲，能使指甲染黄，经久不褪，习称"挂甲"。

（三）显微鉴定

　　显微鉴定就是利用显微镜来观察药材商品的组织结构、细胞形状或细胞内含物、矿物的光学特性等特征进行观察鉴定的方法。特别对于外形特征不明显、破碎粉末状的药材，显微鉴定更是一种重要的鉴定方法。如麝香仁、珍珠磨片、蕲蛇鳞片的显微观察等都能较好地鉴定药材的真伪。

　　对于植物类细贵药材，为了能够清楚地观察组织结构、细胞或细胞内含物，我们需要制作显微标本片或临时制片，制片方法我们在中药鉴定学、生药学、天然药物学等相关课程中均学过，这里不再叙述。显微鉴定是一项专门的技术，鉴定的仪器主要是各类光学显微镜和电子显微镜等。现代显微鉴定技术的发展已不局限于组织鉴定、粉末鉴定，还可以进行显微化学鉴定、显微常数测定等鉴定的内容。电子显微镜鉴定技术为某些光学显微镜下难以判断的微观特征提供了非常有价值的资料，如动物类药材的体壁和鳞片观察、珍珠粉中是否掺伪珍珠层粉等，弥补了细贵药材传统经验鉴定的不足。

二维码 1-3
显微拍摄特征图

（四）理化鉴定

理化鉴定就是利用药材所含的化学成分的物理性质或化学性质，通过物理的、化学的或仪器分析的手段，来鉴定药材真伪优劣的方法。理化鉴定的方法很多，我们学过的天然药物理化鉴定的方法有物理常数测定、水分测定、挥发油测定、灰分测定、浸出物测定、化学定性定量分析、微量升华、电泳分析、光谱分析法、色谱分析法、色谱-光谱联用分析法等。

对于细贵药材来说，由于利益驱使，制假方法层出不穷，因此理化鉴定尤显重要。当然，电泳分析、光谱分析法、色谱分析法等理化鉴定方法，对仪器设备要求较高，对操作人员的知识和技能素质也有一定要求，有一定的局限性。

对蛤蚧、白花蛇、乌梢蛇、阿胶等动物类药材进行过电泳法鉴别研究，不同的药材，正品和混淆品之间，电泳图谱存在明显的差异，易于鉴别，且重现性好。应用红外光谱法可鉴定进口血竭及其加工时的掺伪物质，如掺杂松香和达玛树胶。由于血竭的红外光谱特征吸收峰是 $1610cm^{-1}$ 和 $1120cm^{-1}$，达玛树胶的特征峰为 $1707cm^{-1}$，松香的特征峰是 $1692cm^{-1}$，因此可以明显鉴别出血竭的优劣。

此外，针对麝香的掺杂现象，可以利用气相色谱法测定麝香酮的含量。同时，由于高效液相色谱法具有快速、分离效率高、适用范围广等特点，已成为天然药物成分分离、定性定量分析不可缺少的工具。如人参中人参皂苷 Re、人参皂苷 Rg_1 的含量测定。

（五）现代生物技术以及计算机技术在细贵药材研究中的应用

（1）DNA 分子标记技术　1994 年香港中文大学邵鹏柱实验室首次报道利用随机引物聚合酶链反应（AP-PCR）技术对人参及西洋参进行鉴定，次年他们又报道利用随机扩增多态 DNA 法（RAPD）技术对人参及伪品进行鉴定。随后中国以及日本等国家的研究人员相继从事这方面的研究。应用主要包括以下几个方面：一是 DNA 分子标记技术在植物进化、分类、鉴定中的应用，研究的品种有 4 种甘草、黄芪属 14 种植物、人参属 12 种植物等；二是 DNA 分子标记技术在中药材鉴别中的应用，研究的品种有人参、西洋参及伪品、蛇类、海马类、龟板、鳖甲、甘草、鸡内金类、鹿鞭及伪品、贝母类；三是 DNA 分子标记技术在研究种内变异中的应用，研究的品种有冬虫夏草、苍术、白术、当归等。

（2）计算机模式分类技术　如建立中药微量元素特征谱的计算机鉴别法。选择微量元素作为中药鉴别分类的特征是因为中药内微量元素的含量及分布与中药品种密切相关。不同种属的药材，在进化层次、遗传特性、生长发育以及生理代谢等方面存在着差异。因种属不同，药材从土壤中选择性吸收各种元素的能力各不相同，其内微量元素的含量及分布存在差异。而同种药材，由于具有相同的生长基因，因生长需要从土壤中摄取并最终积累在药材内的微量元素在种类分布、含量高低上有一定规律可循，这种规律性可作为中药鉴别分类的依据。也就是说，每种中药都有各自的微量元素特征谱。用计算机处理各种中药的微量元素特征谱，可实现中药的鉴别分类，这样就把中药鉴定这一复杂问题简化为聚类分析的数学问题，已成功地利用微量元素指纹谱计算机鉴别技术对中药浙贝母和川贝母进行了品种鉴别。

此外，X 射线衍射法、热分析法、生物鉴定法、计算机图像分析法、电化学鉴定法等也用于药材的鉴定。这些新技术的应用，将逐渐引导中药鉴定向标准化、信息化的方向发展，也为细贵药材的鉴定开辟了新的鉴定途径。

1. 色谱法

色谱法是在 20 世纪初产生，于 60 年代开始用于中药分析，经逐步完善最后列入 1977 年版《中国药典》，且在以后各版药典的中药和成方制剂中的应用比例迅速上升，成为中药鉴别最主要的方法之一。色谱法包括：纸色谱法、薄层色谱法、柱色谱法、气相色谱法、高效液相色谱法。

（1）薄层色谱法　此法具有快速、经济、可靠、操作简单、适用范围广、重现性好等优点，为国内外学者最快接受和广为应用是理所当然的。在中药新药研制中，几乎所有的新药都必须提供薄层色谱图，并须附有标准品或阴性药材对照的彩色照片。在实际的薄层色谱鉴别中，因中药的成分性质相近而难以分开时，还可采用高效薄层色谱法（HPTLC）。该方法是采用更细更均匀的吸附剂，因而提高了分离效果，使斑点小而圆，重现性增强，同时点样量也可减少至 0.1μL 以下，使原点直径控制在 1mm 内，展开时间缩短，展距缩小 3～7cm（10～15min），达到微量、快速和高效的目的。为使薄层色谱的结果更为直观，可将经溶剂展开的薄层板置薄层扫描仪上做可见光-紫外光测定或荧光测定。这种用固定波长对薄层展开的各斑点做薄层扫描以鉴别药材的方法称为薄层扫描法（TLCS），本法所得图谱比目测的色谱图更为客观准确，因而具有更好的鉴别意义。如李信炯用此法进行数种黄连（Coptidis Rhizoma）的生物碱的薄层扫描时发现云连中不含有表小檗碱和非洲防己碱，可资鉴别。

（2）高效液相色谱法（HPLC）　由于 HPLC 法具有分离效能高、分析速度快等优点，近期已广为普及用于中药的定量分析，在中药的定性鉴别中亦能发挥很好的作用，如童玉懿等用此法对我国主要产区的南、北五味子中的木脂素作了定性分析，结果表明南、北五味子的高效液相图谱有明显的区别。用此法进行中药鉴别时，为不使色谱柱被中药粗提液中大量的杂质成分污染而损坏，必须在进样前对提取液进行去除杂质、保留待测的一类成分的预处理，这一操作必须花费较多的分析时间，这一缺点是导致此法较少用于定性分析的主要原因。

二维码 1-4
高效液相色谱仪

（3）气相色谱法（GC）　气相色谱法以气体为流动相，具有高效、高选择性、高灵敏度、用量少、分析速度快等优点。对于一些具有挥发性成分的中药的鉴别，GC 能发挥独特的优点。如将气相色谱与质谱联用（GC/MS），将经气相分离的成分直接输入质谱仪进行定性鉴定，这样不但可知道不同中药中挥发性成分的差别，而且可知道两者相同或相差的成分名称。如通过 GC/MS 分析，可得到结果显示砂仁（Amomi Fructus）伪品华山姜所含樟脑、乙酸龙脑酯仅为正品的 1/10，山姜不含此 2 种成分但含 1,8-桉油素高达 48%，以此可将三者相区别。GC 和 GC/MS 用于中药鉴定时，特别要考虑到含挥发性成分中药取样的影响因素，以便使实验结果更为稳定可靠。

2. 光谱法

选择某一波段波长，以此通过中药的粉末或提取液，测定中药对这一波段波长的吸收并记录其吸收光谱，此为光谱鉴别中药的原理。

（1）紫外光谱（UV）鉴别法　该法是依据中药中一些含有不饱和结构的成分对紫外光（通常是 200～350nm）的吸收而用于鉴别。由于不同中药所含成分的不饱和程度有差异，因而导致其紫外吸收曲线的形态、峰位、峰强度亦有差异而以此达到鉴别的目的。高文博用此法对天麻（Gastrodiae Rhizoma）、大黄（Rhei Radix et Rhizoma）及其伪品进行鉴别获得了满意的结果。由于许多中药均有不饱和成分，且紫外光谱鉴别法具有操作简单、快速、重现性好、用量少等优点，故目前应用十分广泛。

多溶剂紫外光谱法：在使用紫外光谱鉴别中药时发现，一些亲缘关系较近的药材，由于成分相差不大，用通常的紫外光谱法难以达到鉴别的目的，则可采用多溶剂紫外光谱法，即分别检测数种不同极性溶剂提取液的紫外吸收，通过综合比较其图谱的差异，亦可获得较好的鉴别效果。张振秋等采用水、乙醇、氯仿、石油醚等四种溶剂鉴别蝉蜕（Cicadae Periostracum）等虫类药材，郭澄用多溶剂紫外光谱法鉴别七种菟丝子（Cuscutae Semen），结果均较理想。

（2）导数光谱法（DS）　对于通常的紫外光谱法较难区别的检品，可采用对其吸收光谱（原函数）的一阶、二阶、三阶等导函数的图像（即导数光谱图）进行比较。本法可消除样品中的一些无关吸收，排除原图谱中的某些干扰，从而达到较好的鉴别效果。导数光谱法具有简易、快速和准确的优点，不但适用于紫外光谱，也可应用于可见光的吸收光谱。李同芬应用此法对银柴胡（Stellariae Radix）及其混淆品进行鉴别，结果理想。

（3）红外光谱法（IR）　红外光谱属于分子吸收光谱。中药的红外光谱图反映的是被测中药所含组分在红外光区域内（通常使用 $4000\sim666\text{cm}^{-1}$），总体官能团吸收的叠加。实验采取对药材检品粉末或提取物直接压片的方法测定其红外光谱，通过比较其差异而达到鉴别的目的。本法在中药鉴别中具有制样简单、实验快速和图谱具有"指纹性"等优点，故应用较广。田进国等用此法对部分植物药材和矿物药材进行了反复的比较研究，获得了重复性好且可适用于鉴别的图谱。

（4）荧光光谱法（FP）　中药所含的某些成分在紫外光照射下，吸收一定波长的光能后，又发射出比吸收光的波长更长的光，即荧光。用荧光分析仪记录在特定波长照射下各中药相同溶剂的提取液发射的荧光光谱，并比较其区别，也可达到中药鉴别的目的。孙文基用此法鉴别中药沙苑子（Astragali complanati Semen）及其伪品，获得了满意的结果。另外，荧光法和薄层法相结合，即将中药提取液先经薄层展开，再将薄层板置于 365nm 或 254nm 波长荧光灯下观察，比较其斑点荧光的颜色和展开距离，或将薄层板置于薄层扫描仪内用适当的激发和发射波长进行扫描，可以得到各中药的荧光扫描图用于鉴别。这类方法对于一些含有能发射荧光成分的药材尤为适用。

（5）核磁共振法（NMR）　核磁共振谱类似于红外和紫外光谱，是另一种形式的吸收光谱。在无线电波照射下，中药成分的溶液中某些特定元素（通常选用 H）的原子可以吸收电磁辐射，以吸收频率为横坐标、峰强度为纵坐标作图，即得该物质的核磁共振谱。考虑到中药中的组分太复杂，通常选用某一溶剂的特征提取物进行分析，获得该中药的核磁共振氢谱（H-NMR）指纹图。秦海林等研究了人参、天麻、黄连及其易混药材的核磁共振指纹图谱，表明本谱具有高度特征性和重现性，可以达到药材鉴别的目的。

（6）质谱法（MS）　质谱是指物质的质量谱，它和上述光谱的原理有本质区别，鉴于习惯的原因，本书中仍放入光谱法中叙述。将中药提取液置质谱仪中进行电子轰击电离，可获得提取液中化学成分的电子轰击离子源-质谱联用（EI-MS）图，不同中药提取液所含成分不同，所得质谱图所显示的分子离子基峰及进一步的裂解碎片峰亦不一致，可资鉴别。

梁惠玲等对中药天麻及其伪品进行了 EI-MS 分析，获得了满意的鉴别效果。本法具有准确、灵敏和指纹特征性强的优点，然而所用仪器尚不普及，实验时对提取液中主要成分的含量要求较高，实验费用亦较大，能否作为常用的检测方法尚待继续探索。

3. X 射线衍射法（XRD）

X 射线衍射法是研究物质的物相和晶体结构的主要方法。当对某一物质进行衍射分析时，该物质被 X 射线照射而产生不同程度的衍射现象；物质的组成、晶型、分子内成键方式、分子的构型、构象等将决定物质产生特有的衍射光谱；如果该物质是一混合物，则所得衍射图是各组分衍射效应的叠加。只要混合物的组成是恒定的，其衍射图就可作为此混合物的特征图谱。由于衍射法获得的图谱信息量大、指纹性强、稳定可靠且可以记录，因此我们便可以此作为该物质定性鉴别的可靠依据。如张汉明用此法对天麻及其伪品、何首乌（Polygoni multiflori Radix）及其易混品、巴戟天（Morindae officinalis Radix）及其易混品以及部分中成药进行了分析，获得了较好的鉴别效果。该法的优点是样品用量小，测试后样品不会被破坏，操作简单，判别指标多（衍射图、D 值和相对强度等），结果稳定、客观，图谱指纹性强，还可直接检出物质名称，故此法对于结晶度较强的矿物类药材和部分动植物类药材的鉴别分析特别适宜。然而，本实验所需的衍射分析仪器尚不普及，某些植物类药材中的淀粉、纤维和树脂等成分结晶度低而干扰较大，有时会影响结果的判断。

在进行衍射分析时，由于每一中药含有许多成分，每一成分通常均有许多衍射峰，各衍射峰又因其晶面间距相同，而产生相互叠加，最后获得的衍射图会因各组分衍射效应的叠加而显得较为复杂，从而给药材鉴别带来一定的困难。为此，吕扬等在将衍射信息进行傅里叶变换的基础上，找出图形的拓扑规律，从而可获得每一中药的较为简单且又能反映药材整体结构特征的图谱。

4. 热分析法（TA）

许多物质在加热或冷却过程中，往往会发生溶解、凝固、分解、化合、吸附、脱吸附、晶型转变等物理或化学变化，这时就会产生吸热和放热现象，研究测定这种变化的技术即为热分析技术。按分析内容可分为：热重量法（热重法，TG）、差示热量分析法（差热分析法，DTA）和差示扫描量热法（DSC）。在中药的鉴别分析中，差热分析法最为常用。

差热分析法是研究样品及参比物在相同环境下等速加温时，两者的温度与时间或与加热温度的变化关系的方法。分析的结果用热图谱表示，通过比较两者热图谱的差异，以达到鉴别中药的目的。该法样品用量少，只需数毫克或数十毫克，故对贵重药材尤为适宜；且操作简便，图谱直观、稳定、重现性好，适用范围广（植物药、动物药、矿物药均可），对于矿物药的鉴别结果尤为满意。热分析法已解决了较难鉴别的珍珠（Margarita）粉、珍珠层粉和其伪品的鉴别和掺伪问题，值得推广应用。

5. 分子生物学技术

分子生物学技术是目前生命科学中最重要、最先进的技术，已广泛应用于生命科学的各个领域。近几年来，该法亦已被引入中药鉴别研究。众所周知的生物的性状是依靠 DNA 遗传给后代的，不同种的生物，甚至同种不同居群的植物，其 DNA 序列均不相同，这为用 DNA 分析技术鉴定中药提供了可能。依靠目前的生物技术，已能从生物中提取微量的 DNA，并采用聚合酶链反应（polymerase chain reaction，PCR）测定 DNA 序列的差异，进行生物鉴别。在中药鉴别中更为适用的是采用随机扩增多态 DNA 法（random amplified polymorphic DNA，RAPD）而达到对动植物药材鉴别的目的。P. C. Shaw 用 AP-PCR 和 RAPD 技术成功鉴别了人参等 3 种中药；张荣用 RAPD 技术成功鉴定了木蓝属 8 种中药。应用生物技术鉴定中药的研究工作发展很快，已显示出该法具有灵敏度高、特异性强的优点。然而本方法仍受到实验仪器不够普及、操作尚未规范化、结果易受外界条件和主观判断的影响等问题，相信经过不断的摸索和完善，可成为动、植物类中药的较好鉴别方法之一。

6. 扫描电镜技术（SEM）

用光学显微镜鉴别中药的组织和粉末已是十分成熟的技术，然而由于光学显微镜的分辨率最高只能达到 $0.27\mu m$，对于诸如细小的果实、种子、孢子和花粉类药材的表面所具有的细微特征却难以鉴别。扫描电子显微镜的分辨率较光学显微镜高数万倍，且观察时立体感强，样品制作较简单，在细小药材以及叶类药材的鉴别上起了较大的作用。宓鹤鸣用 SEM 对 16 种紫珠叶（Folium callicarpae Pedunculatae）表面特征进行分析，达到了较好的鉴别效果。

7. 计算机图像分析（CIA）

计算机图像分析是近 20 年来兴起的一门新技术，它可将不同层次的二维图像用计算机进行处理，获取此图像的三维定量数据。在中药鉴定方面，它可将果实、种子、花粉或组织切片中的某一特征的形态用计算机进行处理，通过比较其形态差异，从而达到鉴别的目的。秦路平等用此法对蛇床子属果实和 22 种花类中药的花粉进行了计算机图像分析测定，精确测定花粉粒的直径、周长、截面积、体积、形状因子和不规则参数等形态学参数，为花粉类药材的鉴别提供了精确的鉴别资料。肖小河等对麦冬（Ophiopogonis Radix）和山麦冬（Liriopes Radix）进行连续切片，获得各个截面及各种特征组织的显微图像信息，经采用计算机图像处理和图像生成技术，实现了两种麦冬的三维重建图。该图不但能反映两种麦冬的区别，而且图像形象直观、富有生动性和立体感，还能在计算机或大屏幕上显示，对教学尤为适宜。在计算机迅速发展的时代，这一方法具有一定的特点和推广的价值。

8. 电泳法（EP）

带有电荷的粒子在电场中随缓冲液定向泳动的现象称为电泳。依据中药中的一些带电荷的成分如有机酸、蛋白质、多肽、氨基酸、生物碱和酶等在一定强度的电场中，在相同的时间内，因各中药所含成分的电荷性质（正电和负电）、电荷量和分子量等不同，造成各成分的泳动方向（向正极或负极）、速度和距离等也不同，结合谱带条数和染色结果的不同，从而达到鉴别中药的目的。按电泳操作中支持物的不同，可分为纸电泳、聚丙烯酰胺凝胶电泳、醋酸纤维素薄膜电泳等。其中聚丙烯酰胺电泳法在中药鉴别中较为常用，该法所需实验设备简单、专属性强、灵敏较高。电泳法对含多肽和蛋白质类成分有差异的中药鉴别有较突出的优势，然而本法结果较易受实验条件的影响，故必须严格把握实验条件的一致性。

20 世纪 80 年代由 Jorgenson 等首创的毛细管电泳（CE）对常规的电泳分析技术做了重大改进。本法以高压电场为驱动力，以毛细管为分离通道，依据样品中各组分之间的淌度和分配行为上的差异而实现分离的一类液相分离技术。该仪器由高压直流电源、进样装置、毛细管和检测器组成，在样品分析中具有灵敏度高、柱效高、分析速度快、进样量少等优点。自问世以来，该法发展极快，已经有毛细管区带电泳（CZE）、胶囊电动毛细管电泳（MECC）和等速毛细管电泳（CITP）等多种分离模式，可对动（植）物类药材中多类成分进行分析。

此法在中药的定性和定量分析中已广为应用，也是中药鉴别的一种值得推广的方法。张朝晖等用高效毛细管电泳（HPCE）法对 12 种海马（*Hippocampus*）、海龙（*Syngnathus*）类药材进行鉴别，胡平等用 HPCE 法鉴别了中药菟丝子（Cuscutae Semen）13 个样品，结果与扫描电镜法和显微鉴别法的结果一致。

9. 统计学多元分析法

中药是由多类成分组成的复合体，每一类成分又常由数十种结构近似的成分组成，同属不同种的成分又极其类似，往往使用单一的仪器测定，很难找出他们的明显区别点。随着近代统计学学科的飞速发展，一些统计学的方法亦被引入中药分析，将中药经观察和测定的大量数据按一定的理论进行统计分析，从而求其差异。尤其是计算机学科的发展，可将复杂的统计学的计算简单化，从而方便地达到分类鉴别的目的。聚类分析法（CA）在多门学科中应用较广，它可对一些观察对象（样品）依据某种特征加以归类分析，将性质相近的归入同一类，将性质差别比较大的分在不同的类，从而达到鉴别的目的。苏薇薇等将 10 个不同产地的黄芩（Scutellariae Radix）样品进行薄层色谱分析，然后将薄层色谱反映出的化学成分定性差异按数量化特征进行矩阵排列并进行聚类分析。本法不但能鉴别正品和非正品黄芩，还能了解非正品与正品黄芩的差异程度。主成分分析法（PCA）是将中药提取液的 UV、TLC 或 HPLC 的定量数据选用 Shannon 等信息理论进行特征选取，通过适当的数学变换寻求主成分，并分析各样本的差异。曾明等用此法对葛属 9 种 2 变种共 20 个不同产地的样品进行研究，为葛属植物的分类和药材质量评价提供了科学依据。

10. 电分析法（EA）

（1）示波极谱法　中药提取液中所含的化学成分，有的是电活性物质，利用示波极谱滴定仪可测得其示波极谱（dE/dt-E）曲线，根据被测物在 dE/dt-E 曲线上出现切口或消失可进行鉴别。图形的位移或扩散的示波极谱法，用于药物分析已显示出其装置简单、操作方便、准确直观和省时快速等优点。刘英华等获得 6 种药材（青贝母、浙贝母、东贝母、一轮贝母、土贝母、光慈菇）的示波图形。青贝母、光慈菇、土贝母、一轮贝母完全可从图形上分辨；浙贝母、东贝母图形相似，可借颜色反应进一步验证。提取所用的溶剂对实验结果也有较大影响：贝母的水、酸、乙醇提取，其酸浸液灵敏度高、稳定、不易变质。经 16 个月避光贮存再测，其切口图形位置均无改变。钟世昌等用示波极谱法鉴别草豆蔻（Alpiniae katsumadai Semen）及其混淆品种云南草蔻和南宁草蔻。实验结果提示，在 pH4.5 的 NH_4OH-HOAc 缓冲溶液中利用草豆蔻挥发油成分中的电活性物质在 dE/dt-E 曲线上产生切口和示波图形的不同进行鉴别。同时证明，就草豆蔻而论，如曲线上无切口，它也就无药用价值了。

（2）等电点法　动物、植物性来源的中药常含各种类型的蛋白质。蛋白质分子中虽然大多数氨基和羧基以肽键相连，但仍有一定数量的自由氨基和羧基以及酚基、巯基、胍基和咪唑基等酸碱基团的存在。由于蛋白质和氨基酸都是两性电解质分子，当其水溶液达某一 pH 值时，蛋白质分子所带的正负电荷正好相等，在电场中既不向阴极也不向阳极移动，此时溶液的 pH 值为该蛋白质分子的等电点（pI）。徐康森等用改进的蛋白质等电点法检测纯驴皮胶、猪皮胶、黄牛皮胶、水牛皮胶、杂皮胶、明胶、辅料、商品阿胶及伪胶的等电点，计 41 批。实验结果表明，本方法简便实用，结果准确、可靠，误差甚微，相对偏差小于 1.0％。经对纯驴皮胶与其他各种胶测得的等电点进行显著分析，证明其等电点均值的差别（$P < 0.01$）有非常显著的意义。

本实验为含蛋白质类药材的真伪鉴别及内在质量的研究提供了一个切实可行的质控指标。

11．X 射线荧光光谱法（XRF）

X 射线荧光光谱法是经 X 射线荧光光谱仪定性扫描，对样品进行无损伤性分析。方法是将样品放入 X 射线荧光光谱仪中，做定性扫描常规测试，从定性扫描图上可观察到含有元素的种类，然后根据元素含量和定性扫描图所示各种元素分析线的强度，作定性、定量分析。日本学者用本法对龙骨、石膏、牡蛎、芒硝、滑石等矿物性中药进行元素分析研究。作者还就各矿物性中药的水提物及含矿物性中药的汉方制剂进行比较研究。

12．人工神经网络

人工神经网络（ANN）是一门崭新的信息处理学科，已在许多学科中得到广泛应用。这种方法具有分布存储、平行计算、容错和自适应能力，使其在测量数据的特征提取中占有重要地位。而化学测量数据的特征提取，在中药的化学模式识别中十分重要。乔延江等用对称三层反向传播（BP）神经网络方法对 22 个蟾酥样品 9 个色谱峰的测量数据进行特征提取。用提取的两个特征及对应的误差绘图，直接对样本分类，为中药化学模式识别提供一种简单、直观的方法。

13．其他

原子吸收光谱（AAS）多用于微量元素等成分的定性和定量分析，其实验数据在药材鉴定上也有一定指导意义。另外，等离子体光谱（ICP）、近红外光谱（NI）、免疫学（immunology）等方法也开始用于中药鉴定研究，这些方法各有一定的特点和适用范围，还需在今后的实验中不断完善和规范。

（节选自张汉明、许铁峰、秦路平、郭澄《中药鉴别研究的发展和现代鉴别技术介绍》，略有改动。）

学习小结

一、学习内容

节次	主要内容
第一节　细贵药材的概念、研究对象和任务	细贵药材的概念及划分
	研究的对象和任务
第二节　细贵药材的加工与贮藏养护	细贵药材濒危保护品种
	采收原则与注意事项
	产地加工和炮制加工的常用方法
	验收、贮藏和养护的方法
第三节　实用细贵药材的鉴定	鉴定的目的、依据和程序
	性状鉴定
	基源鉴定、显微鉴定和理化鉴定

二、学习方法与体会

1. 本单元最重要的内容是掌握细贵药材的鉴定，主要是实际工作中常用的性状鉴定方法，其次是细贵药材贮藏保管等实用技术，为下列各单元的学习打下良好的鉴定基础。

2. 本单元细贵药材的采收、加工、保管等都是影响细贵药材质量的因素，应加以重视。

3. 细贵药材的制假层出不穷，应了解现代鉴定的新技术和新方法。

目标检测

二维码 1-5　目标检测

参考答案

二维码 1-6　参考答案

第二单元
植物类细贵药材鉴定 ▶▶▶

学习目标

[学习目的]

　　本单元主要运用生药学、中药鉴定学课程所学的基础知识，重点学习一些常用植物类细贵药材的鉴定知识、鉴定技术和鉴定方法，使学生在今后的工作中能鉴别药材真伪、清除混杂品种，从而对制药企业、药材流通领域和临床合理用药起到安全有效的保障作用。

[知识要求]

　　1. 掌握重点品种的来源、药材鉴定、规格标准。

　　2. 熟悉重点品种的使用注意事项、贮藏条件。

　　3. 了解重点品种的采收加工、用途、用法等。

　　4. 了解其他药材的来源、药材鉴定、规格标准、保存条件。

[能力要求]

　　1. 熟练掌握性状鉴定、显微鉴定、理化鉴定等鉴别方法，准确鉴别植物类细贵药材。

　　2. 学会用显微绘图方法描绘植物类细贵药材的结构简图与粉末特征图。

　　3. 学会运用教材和所学知识鉴定植物类细贵药材。

人　参
GINSENG RADIX ET RHIZOMA

　　人参是家喻户晓的一味古老中药，始载于《神农本草经》，被列为上品。古人认为其"形态如人，功参天地"，故名人参。人参为著名的"东北三宝"之一，人称"千草之灵，百药之长"，是驰名中外的名贵药材。

　　【来源】为五加科植物人参（*Panax ginseng* C. A. Mey.）的干燥根及根茎。

　　【产地】主产于我国东北地区。栽培面积和产量以吉林省最大，约占全国的 70% 以上。人工栽培者，称"园参"；自然野生者称"野山参""山参"，为濒临灭绝的国家二级保护物种。如采集较小的山参，移植于宜于山参生长的山林中，经移栽 10 余年后，再挖出，习称"移山参"；播种在山林野生状态下自然生长的又称"林下参"，习称"籽海"。

【采收加工】多于秋季采挖，洗净后晒干或烘干。9～10 月采挖。园参多于栽培 6 年后采挖，除去茎叶及泥沙，洗净，常加工成以下不同规格的商品：

（1）生晒参　鲜参除去支根晒干或烘干。也可不去支根晒干，称"全须生晒参"。

（2）红参　鲜参蒸透（蒸 3～6h）晒干或烘干。剪下的支根和纤维根即为"红参须"。其中，身长、腿长、形体优美的红参称"边条红参"。

（3）冻干参（活性参）　鲜参经真空冷冻干燥方法加工制成。

（4）糖参　鲜参用浓糖水浸制处理，现少生产。

【性状鉴定】

（1）生晒参　主根呈纺锤形或圆柱形，长 3～15cm，直径 1～2cm。表面灰黄色，上部或全体有疏浅断续的粗横纹及明显的纵皱，下部有支根2~3条，并着生多数细长的须根，须根上常有不明显的细小疣状突出。根茎（芦头）长1~4cm，直径0.3~1.5cm，多拘挛而弯曲，具有稀疏的凹窝状茎痕（芦碗），有时具有不定根（芋）。质较硬。断面淡黄白色，显粉性，形成层环纹棕黄色，皮部有黄棕色的点状树脂道及放射状裂隙。香气特异，味微苦、甘。

野山参或林下参主根多与根茎近等长或较短，呈圆柱形、菱角形或人字形，长1~6cm。表面灰黄色，具纵皱纹，上部或中下部有环纹。支根多为2~3条，须根少而细长，清晰不乱，有较明显的疣状突起。根茎细长，少数粗短，中上部具稀疏或密集而深陷的茎痕。不定根较细，多下垂。

（2）红参　主根呈纺锤形、圆柱形或扁方柱形，长3~10cm，直径1~2cm。表面半透明，红棕色，偶有不透明的暗黄褐色斑块，俗称"黄马褂"；具纵沟、皱纹及细根痕；上部有时具断续的不明显环纹；下部有2~3条扭曲交叉的支根，并带弯曲的须根或仅具须根残迹。根茎（芦头）长1~2cm，上有数个凹窝状茎痕（芦碗），有的带有1~2条完整或折断的不定根（芋）。质硬而脆。断面平坦，角质样。气微香而特异，味甘、微苦。

【显微鉴定】

（1）横切面（如图2-1所示）　木栓层为数列细胞。栓内层窄。韧皮部外侧有裂隙，内侧薄壁细胞排列较紧密，有树脂道散在，内含黄色分泌物。形成层成环。木质部射线宽广；导管单个散在或数个相聚，断续排列成放射状；导管旁偶有非木化的纤维。薄壁细胞含草酸钙簇晶。

（2）粉末（如图2-2所示）　呈淡黄白色。树脂道碎片易见，含黄色块状分泌物。草酸钙簇晶直径20~68μm，棱角锐尖。木栓细胞表面观类方形或多角形，壁细波状弯曲。网纹导管及梯纹导管直径10~56μm。淀粉粒甚多，单粒呈类球形、半圆形或不规则多角形，直径4~20μm，脐点点状或裂缝状；复粒由2~6分粒组成。

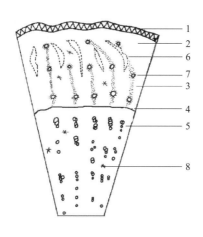

图 2-1　人参横切面简图
1—木栓层；2—皮层；3—韧皮部；4—形成层；
5—木质部（导管）；6—裂隙；
7—树脂道；8—草酸钙簇晶

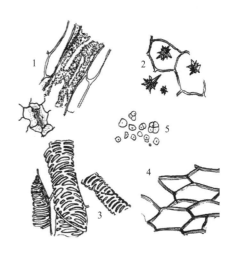

图 2-2　人参粉末
1—树脂道；2—草酸钙簇晶；
3—导管；4—木栓细胞；5—淀粉粒

【理化鉴定】

（1）荧光检查　取本品粉末 2g，加甲醇 15mL，于 50～60℃水浴浸渍 30min，滤过。取滤液 1 滴点于滤纸上，待干后置紫外光灯（365nm）下观察，显黄绿色荧光。

（2）化学定性　取本品粉末少许，放于白瓷板上，然后滴加浓硫酸 1～2 滴，呈棕褐色。

（3）薄层色谱　2015 年版《中国药典》一部规定，以人参对照药材、人参皂苷 Rb$_1$ 对照品、人参皂苷 Re 对照品、人参皂苷 Rf 对照品及人参皂苷 Rg$_1$ 对照品为对照，进行薄层色谱法试验，分别置日光及紫外光灯（365nm）下检视。药材供试品色谱中，在与对照药材和对照品色谱相应位置上，分别显相同颜色的斑点或荧光斑点。

二维码 2-4
人参粉末显微图

【规格标准】以完整、粗大、芦长、表面无抽沟（因浆气不足或跑浆而导致干货表面不平整的现象）和破痕者为佳。商品结合重量、外在感官特性或内在品质的判定等进行等级划分。

（1）全须生晒参　主要根据完整度、有无破痕划分为特等、一等、二等三个等级，其次按照每 500g 支数划分 10 个规格：10 支，单支重≥50.0g；15 支，单支重≥33.3g；20 支，单支重≥25.0g；25 支，单支重≥20.0g；30 支，单支重≥16.7g；40 支，单支重≥12.5g；50 支，单支重≥10.0g；60 支，单支重≥8.3g；80 支，单支重≥6.2g；100 支，单支重≥5.0g。

（2）生晒山参　根据体形好坏（芦、艼、体、纹、须）划分为特等、一等、二等三个等级，其次按照重量大小分为 8 个规格：特级，单支重（m）≥15g；一级，12g≤m<15g；二级，9g≤m<12g；三级，7g≤m<9g；四级，5g≤m<7g；五级，3g≤m<5g；六级，1.3g≤m<3g；七级，m<1.3g。

二维码 2-5
山参不同等级
"五形" 特点

【化学成分】含多种人参皂苷类化合物，主要为四环三萜类皂苷，如人参皂苷 Ra、人参皂苷 Rb、人参皂苷 Rc、人参皂苷 Rd、人参皂苷 Re、人参皂苷 Rf、人参皂苷 Rg 等。2015 年版《中国药典》规定，本品按干燥品计算含人参皂苷 Rg$_1$（$C_{42}H_{72}O_{14}$）和人参皂苷 Re（$C_{48}H_{82}O_{18}$）的总量不得少于 0.30%，人参皂苷 Rb$_1$（$C_{54}H_{92}O_{23}$）不得少于 0.20%。此外，还含有人参多糖、人参挥发油氨基酸、维生素等。

【炮制】润透，切薄片，干燥，或用时粉碎、捣碎。

【功效应用】大补元气，复脉固脱，补脾益肺，生津，安神。用于体虚欲脱、肢冷脉微、脾虚食少、肺虚喘咳、津伤口渴、内热消渴、久病虚羸、惊悸失眠、阳痿宫冷；心力衰竭、心源性休克。不宜与藜芦、五灵脂同用。用法与用量：3～9g，另煎兑入汤剂服；或研粉吞服，一次 2g，一天 2 次。

【贮藏】置阴凉干燥处，密闭保存，防蛀。

知识拓展

新开河红参数量规格常以每 500g 的条数分等，如 10 条、15 条、20 条、30 条等（表 2-1）。常见的商品有 100g、200g、400g、600g 等包装规格（表 2-2）。

表 2-1　红参的等级划分

10 条	指每 500g 约有 10 条参	注：条数越少，代表参的个体越大，单条净重越高，品质越好，也越珍贵。
15 条	指每 500g 约有 15 条参	
20 条	指每 500g 约有 20 条参	
30 条	指每 500g 约有 30 条参	
80 条	指每 500g 约有 80 条参	

表 2-2　常见不同商品规格中的实际条数

包装规格	条数规格									
	8 条	10 条	15 条	20 条	30 条	40 条	50 条	60 条	70 条	80 条
100g				4～5 条	6～7 条	8 条	10 条	12 条	14 条	
200g			7 条	8～10 条	13 条	16 条	24 条			
400g		8～10 条	11～13 条	17～19 条	22～25 条					
600g	10 条	14 条	19 条	28 条	38 条	48 条	58 条			

二维码 2-6　高丽人参等级规格

西洋参
PANACIS QUINQUEFOLII RADIX

西洋参又称"花旗参""洋参""西参"。自 17 世纪才传入我国，清朝《本草从新》和《本草纲目拾遗》先后收载。

【来源】为五加科植物西洋参 *Panax quinquefolium* L. 的干燥根。

【产地】主产于美国北部及加拿大。我国已大量栽培并供国内市场销售，以东北为主，包括北京、陕西等地。主要为栽培品，少为野生。按产地不同，分进口（加拿大和美国）和国产品。

【采收加工】选取生长 3～6 年的根，于秋季采挖，除去分枝、须尾，晒干。喷水湿润，撞去外皮，晒干后，其色白起粉者，称为"粉光西洋参"；挖起后即连皮晒干或烘干者，为"原皮西洋参"。

【性状鉴定】本品呈纺锤形、圆柱形或圆锥形，长 3～12cm，直径 0.8～2cm。表面浅黄褐色或黄白色，可见横向环纹及线形皮孔状突起，并有细密浅纵皱纹及须根痕。主根中下部有一至数条侧根，多已折断。有的上端有根茎（芦头），环节明显，茎痕（芦碗）圆形或半圆形，具不定根（艼）或已折断。体重，质坚实，不易折断。断面平坦，浅黄白

二维码 2-7
西洋参药材

色，略显粉性，皮部可见黄棕色点状树脂道，形成层环纹棕黄色，木部略呈放射状纹理。气

微而特异，味微苦、甘。

【理化鉴定】 薄层色谱：2015 年版《中国药典》一部规定，以西洋参对照药材、拟人参皂苷 F_{11} 对照品、人参皂苷 Rb_1 对照品、人参皂苷 Re 对照品及人参皂苷 Rg_1 对照品为对照，进行薄层色谱法试验。分别置日光及紫外光灯（365nm）下检视。药材供试品色谱中，在与对照药材和对照品色谱相应位置上，分别显相同颜色的斑点或荧光斑点。

二维码 2-8
西洋参不同等级外
在感官特性主要区别

【规格标准】 除整支野生外，均以支头大小分档，国产引种参有长支、短支之分。根据加工方式不同，将西洋参分为"原丛"（只剪去须根的产品）、"圆粒"（修剪后主根长度与直径较接近的产品）、"短粒"（修剪后主根长度明显大于直径的产品）、"枝"（加工温度低于 50℃，硬度小，适于切片的产品）四个规格。"原丛"按平均单支重量划分为 35g 以上、35g、30g、25g、20g 等若干规格；"圆粒""短粒"按平均单支重量划分为 25g 以上、20g、15g、10g 等若干规格；"枝"按平均单支重量划分为 25g 以上、20g、15g 等，且长度≥6cm 的若干规格。在各规格下，根据外在感官特性划分为特等、一等、二等三个等级。

【化学成分】 含多种人参皂苷类化合物。2015 年版《中国药典》规定，本品按干燥品计算含人参皂苷 Rg_1（$C_{42}H_{72}O_{14}$）、人参皂苷 Re（$C_{48}H_{82}O_{18}$）和人参皂苷 Rb_1（$C_{54}H_{92}O_{23}$）的总量不得少于 2.0%。

【炮制】 去芦，润透，切薄片，干燥或用时捣碎。

【功效应用】 补气养阴，清热生津；用于气虚阴亏，内热，咳喘痰血，虚热烦倦，消渴，口燥咽干。用法与用量：3～6g，另煎兑服。不宜与藜芦同用。

【贮藏】 置阴凉干燥处，密闭保存，防蛀。

> **课堂互动** 1. 观察生晒参、红参、林下参、西洋参的标本，比较并归纳它们的性状鉴别特征。
> 2. 注意辨别芦头、芦碗、艼以及树脂道。

三 七
NOTOGINSENG RADIX ET RHIZOMA

三七，又名田七、参三七、金不换等，与人参同科同属，被历代医家誉为"止血之神药，理血之妙品"。三七是许多著名中成药的原料，如云南白药、复方丹参滴丸、血塞通片（三七总苷片）等。

【来源】 为五加科植物三七［*Panax notoginseng*（Burk.）F. H. Chen］的干燥根及根茎。

【产地】 主产于云南文山及广西田阳等地，多为栽培品。

【采收加工】 种后 3～4 年 7 月花开前采挖，称"春七"，根饱满，质佳；11 月种子成熟后采挖，称"冬七"，根较松泡，质较次。除去地上部分，洗净，将主根、根茎（芦头）、支根、须根分开干燥。主根习称"三七头子"；根茎习称"剪口"；支根习称"筋条"；须根习称"绒根"。

【性状鉴定】

（1）三七（主根）　呈类圆锥形或圆柱形，长 1～6cm，直径 1～4cm。表面灰褐色或灰黄色，俗称"铁皮"或"铜皮"，有断续的纵皱纹及支根痕。顶端有茎痕，周围有瘤状突起。体重，质坚实。断面灰绿色、黄绿色或灰白色，木部微呈放射状排列。气微，味苦回甜。

二维码 2-9
三七药材

（2）筋条　呈圆柱形或圆锥形，长 2～6cm，上端直径约 0.8cm，下端直径约 0.3cm。

（3）剪口　呈不规则的皱缩块状或条状，表面有数个明显的茎痕及环纹。断面中心灰绿色或白色，边缘深绿色或灰色。

（4）绒根　须根弯曲，常缠绕成团。

知识链接　三七常见的伪品

1. 姜科植物莪术的根茎经雕刻而成者，与三七的区别主要在于表面无瘤状突起，断面有单子叶植物根茎构造特点散在的黄白色筋脉点（维管束），有姜香味。

二维码 2-10
三七的伪品

2. 落葵科落葵属植物的珠芽及块茎，习称"藤三七"。区别在于藤三七断面粉性，味微甜，嚼之有黏性。

3. 菊科植物菊三七的根茎，习称"土三七"。土三七外形类似三七，但其味淡而后微苦，根茎横切面中心有显著的髓部，组织中有菊糖。

【显微鉴定】

（1）横切面　木栓层为数列细胞，栓内层不明显。皮部薄壁细胞组织中有树脂道散在。形成层成环，有时呈波状弯曲。木射线宽广，木质部导管 1～2 列径向排列。薄壁细胞含淀粉粒，射线细胞中尤多。草酸钙簇晶稀少。

（2）粉末（如图 2-3 所示）　呈灰黄色。淀粉粒甚多，单粒呈圆形、半圆形或圆多角形，直径 4～30μm；复粒由 2～10 余分粒组成。树脂道碎片含黄色分泌物。梯纹导管、网纹导管及螺纹导管直径 15～55μm。草酸钙簇晶少见，直径 50～80μm。

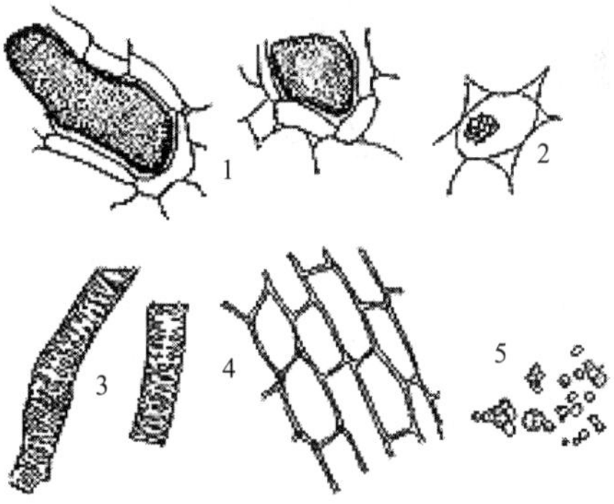

图 2-3　三七粉末

1—树脂道；2—草酸钙簇晶；3—导管；
4—木栓细胞；5—淀粉粒

【理化鉴定】

（1）荧光检查　取本品粉末 2g，加甲醇 15mL，于 50～60℃水浴浸渍 30min，滤过。取滤液数滴点于滤纸上，待干后置紫外光灯（365nm）下观察，显淡蓝色荧光，滴加硼酸饱和的丙酮溶液与 10％枸橼酸各 1 滴，待干后置紫外光灯下观察，有强烈的黄绿色荧光。

（2）薄层色谱　2015 年版《中国药典》规定，本品以人参皂苷 Rb_1 对照品、人参皂苷 Re 对照品、人参皂苷 Rg_1 对照品及三七皂苷 R_1 对照品为对照，进行薄层色谱法试验。供试品色谱中，在与对照品色谱相应的位置上，显相同颜色的斑点；置紫外光灯（365nm）下检视，显相同的荧光斑点。

【规格标准】 习以个大、体重、质坚实、断面灰绿色、无裂隙者为佳。三七的商品规格分"春七""冬七"两个规格，各 13 个等级，又以药材大小分档，常以"头"计。

"春七"是打去花蕾，在 7 月收获的，体重色好，产量、质量均佳，应提倡生产。"冬七"是结籽后起收的，体大质松。"冬七"外皮多皱纹抽沟，体轻泡，比"春七"质量差，其分等的颗粒标准均与"春七"相同，不另分列。

春七规格标准如下：

① 一等（20 头）：干燥。呈圆锥形或类圆柱形。表面灰黄色或黄褐色。质坚实、体重。断面灰褐色或灰绿色。味苦微甜。每 500g 20 头以内。长不超过 6cm。无杂质、虫蛀、霉变。

② 二等（30 头）：每 500g 30 头以内。长不超过 6cm。余同一等。

③ 三等（40 头）：每 500g 40 头以内。长不超过 5cm。余同一等。

④ 四等（60 头）：每 500g 60 头以内。长不超过 4cm。余同一等。

⑤ 五等（80 头）：每 500g 80 头以内。长不超过 3cm。余同一等。

⑥ 六等（120 头）：每 500g 120 头以内。长不超过 2.5cm。余同一等。

⑦ 七等（160 头）：每 500g 160 头以内。长不超过 2cm。余同一等。

⑧ 八等（200 头）：每 500g 200 头以内。余同一等。

⑨ 九等（大二外）：长不超过 1.5cm。每 500g 250 头以内。余同一等。

⑩ 十等（小二外）：长不超过 1.5cm。每 500g 300 头以内。余同一等。

⑪ 十一等（无数头）：长不超过 1.5cm。每 500g 450 头以内。余同一等。

⑫ 十二等（筋条）：间有从主根上剪下的细支根（筋条）。表面灰黄色或黄褐色。不分春、冬七，每 500g 在 450～600 头。支根上端直径不低于 0.8cm，下端直径不低于 0.5cm。余同一等。

⑬ 十三等（剪口）：干燥。不分春七、冬七，主要是三七的芦头（羊肠头）及糊七（未烤焦的），均为剪口。无杂质、虫蛀、霉变。

【化学成分】 ①含多种皂苷。2015 年版《中国药典》规定，本品按干燥品计算，含人参皂苷 Rg_1（$C_{42}H_{72}O_{14}$）、人参皂苷 Rb_1（$C_{54}H_{92}O_{23}$）和三七皂苷 R_1（$C_{47}H_{80}O_{18}$）三者的总量不得少于 5.0%。②含氨基酸类，主要为止血活性成分田七氨酸（三七素）。③另含黄酮类、挥发油、多糖、淀粉、蛋白质等。

【炮制】

（1）三七片　取原药材，除去杂质，洗净，置适宜容器内，蒸至中心润软时，取出，趁热切薄片，干燥。

（2）三七粉　取原药材，除去杂质，洗净，干燥，研成细粉；或取三七片，研成细粉。

【功效应用】 散瘀止血，消肿定痛。用于咯血、吐血、衄血、便血、崩漏、外伤出血、胸腹刺痛、跌扑肿痛。孕妇慎用。用法与用量：3～9g，研粉吞服，一次 1～3g；外用适量。

【贮藏】 置阴凉干燥处，防蛀。

知识拓展

　　三七所含主要药用成分三七总皂苷，与人参所含有效成分人参总皂苷有相当一部分单体皂苷化学结构一致。但三七所含单体皂苷成分又比人参多。三七除具有人参的滋补强壮、耐缺氧、降血脂、降血糖、抗衰老、抗疲劳作用外，还具有人参缺少的止血、活血化瘀、生肌、镇痛消炎、抑制血小板聚集等多方面作用，是突出的"扶正固本"双效药。近年来临床研究证明，本品具有防治脑水肿、防治脑疝、降压和抗休克、抗氧化、镇痛、扩冠和增加冠脉血流量等作用。

川贝母

FRITILLARIAE CIRRHOSAE BULBUS

贝母始载于《神农本草经》，被列入中品，但无产地、品种之分。陶弘景谓之"形似聚贝子，故名贝母"。《本草纲目拾遗》将川贝母与浙贝母明确分开。川贝母为川产有名的道地贵重药材。

二维码 2-11
川贝原植物

【来源】为百合科植物川贝母（*Fritillaria cirrhosa* D. Don）、暗紫贝母（*Fritillaria unibracteata* Hsiao et K. C. Hsia）、甘肃贝母（*Fritillaria przewalskii* Maxim.）、梭砂贝母（*Fritillaria delavayi* Franch.）、太白贝母（*Fritillaria taipaiensis* P. Y. Li）或瓦布贝母[*Fritillaria unibracteata* Hsiao et K. C. Hsia var. *wabuensis*（S. Y. Tang et S. C. Yue）Z. D. Liu]的干燥鳞茎。按性状不同分别习称"松贝""青贝""炉贝"和"栽培品"。

> **知识链接** **川贝母的易混品**
>
> 除川贝母和浙贝母外，2015 年版《中国药典》还收载的贝母类药材品种主要有伊贝母、平贝母、湖北贝母，均含生物碱类成分，临床功效类似，均属清热化痰止咳药。这些贝母类药材在市场上有冒充川贝出售的情况，应注意鉴别。
>
> （1）伊贝母　为百合科植物新疆贝母（*Fritillaria walujewii* Regel）或伊犁贝母（*Fritillaria pallidiflora* Schrenk）的干燥鳞茎。
>
> （2）平贝母　为百合科植物平贝母（*Fritillaria ussuriensis* Maxim.）的干燥鳞茎。
>
> （3）湖北贝母　为百合科植物湖北贝母（*Fritillaria hupehensis* Hsiao et K. C. Hsia）的干燥鳞茎。

【产地】川贝母主产于四川、西藏、云南等省（区）；暗紫贝母主产于四川、青海等省；甘肃贝母主产于甘肃、青海、云南、四川等省；梭砂贝母主产于青海、四川、云南省，因其过去商品集散地位于打箭炉（今四川康定），故称"炉贝"；太白贝母亦称太贝，主产于湖北、陕西、四川等省；瓦布贝母主产于阿坝州茂县、黑水县等地。

【采收加工】采挖季节因地而异，西北山区多在雪融后采挖，一般在夏、秋季采挖。挖出后除去须根及泥沙，洗净，用矾水擦去外皮，晒干或低温干燥。

> **知识链接**
>
> 市场上有时发现川贝母药材颜色特别白，具刺鼻硫黄气，乃用硫黄熏制漂白者，不可药用，应注意鉴别。

【性状鉴定】

（1）松贝 类圆锥形或近球形，高 0.3～0.8cm，直径 0.3～0.9cm。表面类白色。外层鳞叶 2 瓣，大小悬殊，大瓣紧抱小瓣，未抱部分呈新月形，习称"怀中抱月"；顶部闭合，内有类圆柱形、顶端稍尖的心芽和小鳞叶 1～2 枚；先端钝圆或稍尖，底部平，微凹入，中心有一灰褐色的鳞茎盘，偶有残存须根。质硬而脆。断面白色，富粉性。气微，味微苦。

二维码 2-12
川贝母药材

（2）青贝 类扁球形，高 0.4～1.4cm，直径 0.4～1.6cm。外层鳞叶 2 瓣，大小相近，相对抱合；顶部开裂，内有心芽和小鳞叶 2～3 枚及细圆柱形的残茎。

（3）炉贝 呈长圆锥形，高 0.7～2.5cm，直径 0.5～2.5cm。表面类白色或浅棕黄色，有的具棕色斑点，习称"虎皮斑"。外层鳞叶 2 瓣，大小相近，顶部开裂而略尖，基部稍尖或较钝。

课堂互动　组织学生观察标本，注意松贝、青贝、炉贝三者的外形、外表、断面和气味。

【显微鉴定】

（1）松贝、青贝粉末 呈类白色。淀粉粒甚多，呈广卵形、长圆形或不规则圆形，有的边缘不平整或略呈分枝状，直径 5～64μm；脐点明显，呈点状、短缝状、人字状或马蹄状；层纹隐约可见。表皮细胞类长方形，垂周壁微波状弯曲，偶见不定式气孔，圆形或扁圆形。螺纹导管直径 5～26μm（如图 2-4 所示）。

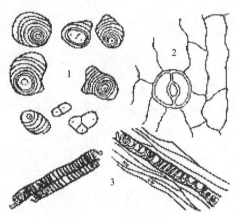

图 2-4　川贝母粉末
1—淀粉粒；2—表皮细胞；3—导管

（2）炉贝粉末 呈类白色。淀粉粒呈广卵形、贝壳形、肾形或椭圆形，直径约至 60μm，脐点人字状、星状或点状，层纹明显。螺纹导管及网纹导管较大，直径可达 64μm。

【规格标准】 以个小、完整、色洁白、质坚实、粉性足者为佳。商品规格按大小或颜色分为若干等级。

（1）松贝

① 一等：直径 0.3～0.45cm，油粒＋碎瓣≤5%。

② 二等：直径 0.45～0.65cm，油粒＋开花粒＋碎瓣≤5%。

③ 三等：直径 0.65～0.9cm，油粒＋开花粒＋碎瓣≤10%。

④ 四等：直径 0.45～0.65cm，开花粒≤20%，油粒＋碎瓣≤10%。

⑤ 五等：直径 0.65～0.9cm，开花粒≤20%，油粒＋碎瓣≤10%。

⑥ 统货：大小不分，开花粒≤20%，油粒＋碎瓣≤10%。

（2）青贝

① 一等：直径≤1.0cm，油粒＋碎瓣≤20%，芯籽重量占比≤2%。

② 二等：直径＞1.0cm，油粒＋碎瓣≤20％，芯籽重量占比≤2％。

③ 统货：大小不分，油粒＋碎瓣≤20％，芯籽重量占比≤5％。

（3）炉贝

① 一等：表面类白色，油粒＋碎瓣≤20％。

② 二等：表面浅棕黄色，有的具棕色斑点，油粒＋碎瓣≤20％。

③ 统货：大小不分，油粒＋碎瓣≤20％。

【化学成分】均含多种异甾体类生物碱。川贝母含青贝碱、松贝碱、川贝碱等；暗紫贝母含松贝甲素、松贝素、松贝辛等；甘肃贝母含岷贝碱甲、岷贝碱乙等；梭砂贝母含炉贝甲素、炉贝乙素、西贝素、炉贝碱等。此外，尚含皂苷、甾醇类成分及微量元素。2015 年版《中国药典》规定，本品按干燥品计算，含总生物碱以西贝母碱（$C_{27}H_{43}NO_3$）计，不得少于 0.050％。

【炮制】

（1）川贝母　取原药材，除去杂质，洗净，干燥。

（2）川贝母粉　取川贝母，研成细粉。

【功效应用】清热润肺，化痰止咳，散结消痈。用于肺热燥咳、干咳少痰、阴虚劳嗽、痰中带血、瘰疬、乳痈、肺痈。用法与用量：3～10g，研粉冲服，一次 1～2g。不宜与乌头类药材同用。

知识拓展

　　贝母有川贝母、浙贝母之分，始见于《本草纲目拾遗》。川贝母与浙贝母虽然都能化痰止咳，但川贝母以治疗虚证（肺虚久咳，痰少咽燥）见长；而浙贝母则开泄力大、清火散结力强，多用于外感风热或痰火郁结的咳嗽。可见二者作用机理不同，不能混同药用。

二维码 2-13
浙贝母药材

【贮藏】本品易吸潮变软，易虫蛀。置干燥通风处，防蛀，防霉。

二维码 2-14　川贝母实例解析

天 麻
GASTRODIAE RHIZOMA

　　天麻，始载于《神农本草经》，被列为上品，为治风之神药，故名"定风草"。茎如箭杆而赤，又名"赤箭"。天麻之名始载于《雷公炮炙论》。古云"天麻天麻，天生之麻；神仙播种，深山发芽"，是因其独特的生活繁殖方式不为人们所理解和掌握，当今人们可以进行大量的无性或有性繁殖，名贵的天麻已走入寻常百姓家。

【来源】为兰科植物天麻（*Gastrodia elata* Bl.）的干燥块茎。

【产地】主产于四川、云南、贵州、陕西等省，东北及华北各地亦产。原为野生，今多栽培。

知识拓展

天麻生于腐殖质较多而湿润的林下，向阳灌丛及草坡亦有。天麻是高度进化的兰科药用异养植物，在其整个生活史中需要与小菇属（*Mycena*）真菌和白蘑科真菌蜜环菌（*Armillaria mellea* Vahl. Frouel）共生，才能使种子萌芽，形成圆球茎，并生长成为正常的天麻块茎。紫萁小菇为种子萌发提供营养，蜜环菌为原球菌长成天麻块茎提供营养。

天麻繁殖包括有性繁殖和无性繁殖。无性繁殖技术操作简单成熟，为目前天麻人工栽培广泛采用。科技工作者围绕天麻生长发育尤其是有性阶段的基础理论展开研究，克服了无性繁殖方式经过三代以上便明显表现出减产降质的退化现象，揭开了困惑科学界多年的天麻在种子萌发阶段与紫萁小菇、无性繁殖阶段与蜜环菌先后共生完成生活史的秘密。在此基础上，天麻的有性繁殖生产技术、天麻杂交生产技术得以展开并运用于生产实践。近年来随着栽培技术的日臻完善，天麻的产量明显提高。

目前，市场上有两个变型品种。红天麻（*Gastrodia elata* Bl. f. *elata*）为兰科植物天麻原变型红天麻的干燥块茎，我国大部分地区栽培品多为此变型。此变型块茎较大，粗壮，长圆柱形或哑铃形；花茎橙红色，花黄色而略带橙红色。主要产于长江及黄河流域海拔500～1500m的山区，遍及西南至东北大部地区。另有乌天麻（*Gastrodia elata* Bl. f. *glauca* S. Chow）为兰科植物天麻乌天麻变型的干燥块茎，主要产于贵州西部、云南东北部至西北部的1500m以上高海拔地区。在云南栽培的天麻多为此变型，其块茎短粗，呈椭圆形至卵状椭圆形，节较密；花茎灰棕色，带白色纵条纹，花蓝绿色。

二维码 2-15
天麻原植物

【采收加工】立冬后至次年清明前采挖，立即洗净，蒸透，敞开低温干燥。3～5月间采者称"春麻"；10～12月间采者称"冬麻"。

【性状鉴定】本品呈椭圆形或长条形，略扁，皱缩而稍弯曲，长3～15cm，宽1.5～6cm，厚0.5～2cm。顶端有红棕色至深棕色鹦嘴状芽苞（冬麻），习称"鹦哥嘴"（也称"红小瓣"）或具残留茎基（春麻）；另端有圆脐形疤痕，习称"凹肚脐"或"肚脐眼"。表面黄白色至淡黄棕色，有纵皱纹及由潜伏芽排列而成的点状横环纹多轮，习称"点轮环"，有时可见棕褐色菌索。质坚硬，不易折断。断面较平坦，黄白色至淡棕色，角质样，习称"起镜面"。气微，味甘。

二维码 2-16
天麻药材

天麻断面角质样半透明，故有"明天麻"之称。商品中质地坚实沉重、有"鹦哥嘴"、断面明亮、无空心者为"冬麻"，质佳；质地松泡、有残留茎基、断面色晦暗、空心者为"春麻"，质次。

【显微鉴定】

(1) 横切面（如图 2-5 所示） 表皮有残留，下皮由 2～3 列切向延长的栓化细胞组成。皮层为十余列多角形细胞，有的含草酸钙针晶束。较老块茎的皮层与下皮相接处有 2～3 列椭圆形厚壁细胞，木化，纹孔明显。中柱占绝大部分，有多数小型周韧型维管束散在；薄壁细胞也含草酸钙针晶束。

(2) 粉末（如图 2-6 所示） 呈黄白色至黄棕色。木化厚壁细胞椭圆形或类多角形，直径 70～180μm，壁厚 3～8μm，纹孔明显，部分壁呈连珠状。草酸钙针晶成束或散在，长 25～75 (93) μm。用醋酸甘油水装片观察含糊化多糖团块类物的薄壁细胞，可见其较大、无色，有的细胞隐约可见长卵形、长椭圆形或类圆形颗粒，遇碘液呈棕色或淡棕紫色。螺纹导管、网纹导管及环纹导管直径 8～30μm。

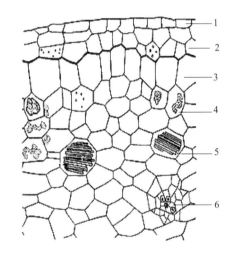

图 2-5　天麻横切面简图

1—表皮；2—下皮；3—皮层；4—糊化多糖团块；

5—草酸钙针晶；6—维管束

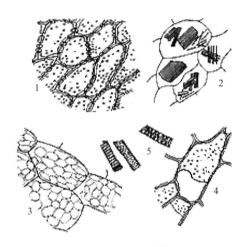

图 2-6　天麻粉末

1—木化厚壁细胞；2—草酸钙针晶；

3—含糊化多糖团块薄壁细胞；

4—具纹孔薄壁细胞；5—导管

【理化鉴定】

(1) 化学定性 取本品粉末 1g，加水 10mL，浸渍 4h，时时振摇，滤过。滤液加碘试液 2～4 滴，显紫红色至酒红色。

(2) 薄层色谱 2015 年版《中国药典》一部规定，本品以天麻对照药材和天麻素对照品为对照，进行薄层色谱法试验。药材供试品色谱中，在与对照药材及对照品色谱相应的位置上，显相同颜色的斑点。

【规格标准】 以个大、饱满、质坚实、断面半透明、无空心者为佳。根据基源不同，将天麻药材分为"乌天麻""红天麻"两大类规格；根据采收时期不同，将天麻药材又细分为"冬麻"和"春麻"两种规格。春麻为统货；冬麻按大小分为四等：

① 一等：每千克 16 支以内，无空心，无枯炕（天麻用传统炕烘干时，若在即将干燥时炕温度过高，易造成天麻干枯或烘焦，即枯炕）。

② 二等：每千克 25 支以内，无空心，无枯炕。

③ 三等：每千克 50 支以内，大小均匀，无枯炕。

④ 四等：每千克 50 支以外，凡不合一、二、三等的碎块、空心及破损者均属此等。

【化学成分】主要有效成分是对羟基苯甲醇-β-D-葡萄糖苷，即天麻素。2015 年版《中国药典》规定，本品按干燥品计算，含天麻素（$C_{13}H_{18}O_7$）和对羟基苯甲醇（$C_7H_8O_2$）的总量不得少于 0.25%。

【炮制】洗净，润透或蒸软，切薄片，干燥。

【功效应用】息风止痉，平抑肝阳，祛风通络。用于小儿惊风、癫痫抽搐、破伤风、头痛眩晕、手足不遂、肢体麻木、风湿痹痛。用法与用量：3～10g，煎服。

【贮藏】本品易霉变、虫蛀。原药材宜置干燥通风处；片或粉宜用瓷坛或瓶装，密闭，放于阴凉干燥处或冰箱中。

二维码 2-17
天麻实例解析

知识拓展

1. 天麻的应用

历代"本草"均有天麻补益之说，认为天麻的药用及食用价值很高，经常食用具有健脑、增强记忆力、延缓衰老等保健作用。临床研究表明，天麻具有益智、健脑、延缓衰老的作用，对阿尔茨海默病有一定的疗效。目前，有保鲜天麻、蜜渍天麻、天麻粉等产品可直接服用，也有天麻炖鸡、天麻鱼头汤等药膳。

2. 天麻与蜜环菌

研究证明，蜜环菌的菌丝和发酵液都具有与天麻相类似的药理作用和临床疗效。临床验证培养蜜环菌可以代替天麻，蜜环菌片、蜜环菌颗粒剂、蜜环菌糖浆等在临床上可以主治眩晕头痛、失眠、惊风、肢麻，以及腰、膝酸痛等。

石 斛

DENDROBII CAULIS

石斛是我国古文献中最早记载的药用兰科植物之一，始载于《神农本草经》，被列为上品。千年以来它一直和灵芝、人参、冬虫夏草等一样被列为上品中药，其中野生石斛为国家三类保护中药。但其品种多，来源复杂。

【来源】为兰科植物金钗石斛（*Dendrobium nobile* Lindl.）、鼓槌石斛（*Dendrobium chrysotoxum* Lindl.）或流苏石斛（*Dendrobium fimbriatum* Hook.）的栽培品及其同属植物近似种的新鲜或干燥茎。

【产地】主产于广西、贵州、广东、云南、四川等省（区）。野生或栽培。

二维码 2-18
石斛植物

【采收加工】全年均可采收。鲜用者除去根及泥沙；干用者采收后，除去杂质，用开水略烫或烘软，再边搓边烘晒，至搓净叶鞘，干燥。

【性状鉴定】

（1）鲜石斛 茎呈圆柱形或扁圆柱形，长约 30cm，直径 0.4～1.2cm。表面黄绿色，光滑或有纵纹，节明显，色较深，节上有膜质叶鞘。肉质，多汁，易折断。气微，味微苦而回甜，嚼之有黏性。

（2）金钗石斛　呈扁圆柱形，下部茎圆，中上部茎扁圆，稍曲折呈"之"字形，长20～40cm，直径0.4～0.6cm，节间长2.5～3cm。表面金黄色或黄中带绿，有深纵沟。质硬而脆。断面较平坦而疏松。气微，味苦。

（3）鼓槌石斛　呈粗纺锤形，中部直径1～3cm，具3～7节。表面光滑，金黄色，有明显凸起的棱。质轻而松脆。断面海绵状。气微，味淡，嚼之有黏性。

二维码 2-19
石斛药材

（4）流苏石斛　呈长圆柱形，长20～150cm，直径0.4～1.2cm，节明显，节间长2～6cm。表面黄色至暗黄色，有深纵槽。质疏松。断面平坦或呈纤维性。味淡或微苦，嚼之有黏性。

知识拓展

《中国药典》2015年版将铁皮石斛单列为新增品种。

1. 来源

铁皮石斛为兰科植物铁皮石斛（*Dendrobium officinale* Kimura et Migo）的干燥茎。11月至翌年3月采收，除去杂质，剪去部分须根，边加热边扭成螺旋状或弹簧状，烘干，习称"铁皮枫斗"（耳环石斛）；或切成段，干燥或低温烘干，习称"铁皮石斛"。

2. 铁皮枫斗（耳环石斛）性状

铁皮枫斗呈螺旋状或弹簧状，一般为2～6个旋纹，茎拉直后长3.5～8cm，直径0.2～0.3cm。表面黄绿色，有细纵皱纹，节上有残存叶鞘；一端可见短须根，直径2～3mm。质坚实，易折断。断面平坦。气微，味淡，嚼之有黏性。

3. 分级

在铁皮枫斗规格下，根据形状、旋纹、单重、表面特征等，将铁皮枫斗选货规格分为"特级""优级""一级"和"二级"四个等级；在铁皮石斛规格下，根据形状等，将铁皮石斛选货规格分为"一级"和"二级"两个等级。

二维码 2-20
铁皮石斛规格等级

【显微鉴定】

1. 横切面

（1）金钗石斛　表皮细胞1列，扁平，外被鲜黄色角质层。基本组织细胞大小较悬殊，有壁孔，散在多数外韧型维管束，排成7～8圈。维管束外侧纤维束呈新月形或半圆形，其外侧薄壁细胞有的含类圆形硅质块。木质部有1～3个导管，直径较大。含草酸钙针晶细胞多见于维管束旁（如图2-7所示）。

（2）鼓槌石斛　表皮细胞扁平，外壁及侧壁增厚，胞腔狭长形；角质层淡黄色。基本组织细胞大小差异较显著。多数外韧型维管束略排成10～12圈。木质部导管大小近似。有的可见含草酸钙针晶束细胞。

（3）流苏石斛　表皮细胞扁圆形或类方形，壁增厚或不增厚。基本组织细胞大小相近或有差异，散列多数外韧型维管束，略排成数圈。维管束外侧纤维束新月形或呈帽状，其外缘小细胞有的含硅质块；内侧纤维束无或有，有的内外侧纤维束连接成鞘。有的薄壁细胞中含草酸钙针晶束和淀粉粒。

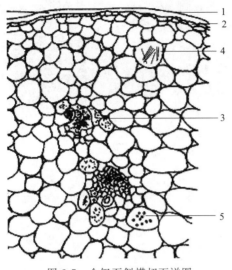

图 2-7　金钗石斛横切面详图
1—角质层；2—表皮；3—维管束；
4—草酸钙针晶；5—硅质块

（4）铁皮石斛　表皮细胞外壁及侧壁稍增厚、微木化。维管束略排成 4～5 圈，外侧小型薄壁细胞中有的含硅质块。含草酸钙针晶束细胞多见于近表皮处。

2. 金钗石斛粉末

金钗石斛粉末呈灰绿色或灰黄色。角质层碎片呈黄色；表皮细胞表面观呈长多角形或类多角形，垂周壁连珠状增厚。束鞘纤维成束或离散，长梭形或细长，壁较厚，纹孔稀少，周围具排成纵行的含硅质块的小细胞。木纤维细长，末端尖或钝圆，壁稍厚。网纹导管、梯纹导管或具缘纹孔导管直径 12～50μm。草酸钙针晶成束或散在。

【化学成分】金钗石斛茎含生物碱 0.3％～0.8％，主要为石斛碱、石斛酮碱、6-羟基石斛碱、石斛酯碱、石斛醚碱等。此外，尚含有黏液质、挥发油及多糖等。

【规格标准】常为统货，根据基源不同将石斛药材分为金钗石斛、鼓槌石斛、流苏石斛、矮石斛、齿瓣石斛、束花石斛、细叶石斛、叠鞘石斛、美花石斛、细茎石斛、霍山石斛等规格；又分为鲜石斛和干石斛。

二维码 2-21　常见石斛品种规格等级区别

二维码 2-22　铁皮石斛实例解析

【炮制】

（1）石斛　除去残根，洗净，切段，干燥。鲜品洗净，切断。

（2）鲜石斛　用时取鲜原药材，除去泥沙等杂质，剪成段。

【功效应用】益胃生津，滋阴清热。用于阴伤津亏、口干烦渴、食少干呕、病后虚热、目昏不明；临床用于治疗萎缩性胃炎、浅表性胃炎、慢性结肠炎等。用法与用量：6～12g，鲜品 15～30g，入复方宜先煎，单用可久煎。

【贮藏】干品置通风干燥处，防潮；鲜品置阴凉潮湿处，防冻。

黄　连
COPTIDIS RHIZOMA

　　黄连，因"根如连珠而色黄"而得名。《神农本草经》将黄连列为上品。从古至今，黄连被认为是治疗痢疾的"要药"，现代药理研究发现黄连是一味疗效极佳的广谱抗菌药，真可谓是"良药苦口利于病"的典范。

【来源】为毛茛科植物黄连（*Coptis chinensis* Franch.）、三角叶黄连（*C. deltoidea* C. Y. Cheng et Hsiao）、云南黄连（*C. teeta* Wall.）的干燥根茎。商品药材分别习称为"味连""雅连""云连"。

【产地】味连主产于重庆、湖北、四川等省（市），多为栽培，产量大；雅连原产于四川等省，现濒临灭绝，已少见；云连野生于云南省西北部，产量少，现有栽培。

【采收加工】秋季采挖，除去须根及泥沙，干燥，撞去残留须根。

【性状鉴定】

（1）味连 根茎多集聚成簇，常弯曲，形如鸡爪，故又称"鸡爪连"。分枝类圆柱形，长 3～6cm，直径 0.3～0.8cm。表面灰黄色或黄褐色，粗糙，有不规则结节状隆起、须根及须根残基，有的节间表面平滑如茎秆，习称"过桥"。上部多残留褐色鳞叶，顶端常留有残余的茎或叶柄。质硬。断面不整齐，皮部橙红色或暗棕色；木部鲜黄色或橙黄色，呈放射状排列；髓部有的中空。气微，味极苦。

二维码 2-23
黄连药材

（2）雅连 多为单枝，略呈圆柱形，微弯曲，长 4～8cm，直径 0.5～1cm。"过桥"较长。顶端有少许残茎。

（3）云连 弯曲呈钩状，多为单枝，较细小。

【显微鉴定】

1. 根茎横切面（如图 2-8 所示）

（1）味连 木栓层为数列细胞。皮层较宽，石细胞单个或成群散在。中柱鞘纤维成束，或伴有少数石细胞，均显黄色。维管束外韧型，环列。木质部黄色，均木化，木纤维较发达。髓部均为薄壁细胞，无石细胞。

（2）雅连 髓部也有石细胞。

（3）云连 皮层、中柱鞘及髓部均无石细胞。

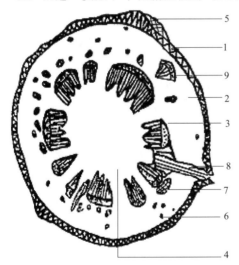

图 2-8 味连横切面简图

1—木栓层；2—皮层；3—维管束；4—髓部；
5—鳞叶表皮细胞；6—石细胞；7—纤维束；
8—根迹维管束；9—叶迹维管束

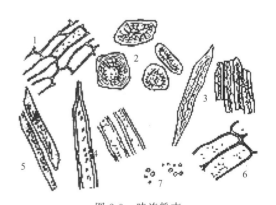

图 2-9 味连粉末

1—鳞叶表皮细胞；2—石细胞；
3—韧皮纤维；4—木纤维；5—导管；
6—木薄壁细胞；7—淀粉粒

2. 味连粉末（如图 2-9 所示）

味连粉末呈棕黄色。鳞叶表皮细胞绿黄色或黄棕色，细胞窄长，略呈长方多角形，横壁多斜置，垂周壁多微波状弯曲。石细胞鲜黄色，呈类方形、类圆形、类长方形或类多角形。韧皮纤维鲜黄色，呈长梭形或纺锤形，壁厚，具单纹孔。木纤维多成束，较细长，壁较薄，具单纹孔。导管孔纹、具缘纹孔或网纹均细小，短节状。此外，尚有木栓细胞、木薄壁细胞及淀粉粒等。

【理化鉴定】

（1）荧光反应　根茎折断面在紫外光灯（365nm）下显金黄色荧光，木质部尤为显著。

（2）显微化学反应　取粉末，加 95％乙醇 1～2 滴，片刻后加稀盐酸（或 30％硝酸）1 滴，加盖玻片放置片刻，镜检，可见黄色针状或簇状结晶析出（小檗碱盐酸盐或硝酸盐），加热结晶溶解并显红色。

（3）小檗碱检识反应　取黄连粗粉约 1g，加乙醇 10mL，加热至沸腾，放冷，滤过。①取滤液 5 滴，加稀盐酸 1mL 和漂白粉少量，显樱红色（小檗碱母核反应）；②另取滤液 5 滴，加 5％没食子酸乙醇溶液 2～3 滴，蒸干，趁热加硫酸数滴，显深绿色（亚甲二氧基反应）。

【规格标准】均以粗壮、质结实、断面皮部橙红色、木部鲜黄色或橙黄色、味极苦者为佳。根据加工方法和外形特征不同，将黄连（味连）药材分为"单枝连""鸡爪连"两个规格。在各规格下，根据黄连肥壮程度、直径、"过桥"有无和长度等划分为三个等级。

（1）单枝连

① 一等：干货。单枝。质坚实。断面不整齐，皮部橙红色或暗棕色，木部鲜黄色或橙黄色。表面无毛须。味极苦。无碎渣、焦枯、残茎、霉变。长度≥5.0cm，肥壮，直径≥0.5cm；间有"过桥"，但"过桥"长度≤1.6cm；断面皮部和髓部较宽厚。

② 二等：较一等品瘦小，直径≤5.0cm；有"过桥"，"过桥"长度≤3.0cm；断面皮部和髓部较窄，少数髓部有裂隙；间有碎节。余同一等。

③ 统货：干货。无质量分级精选，单支。

（2）鸡爪连

① 一等：干货。多聚成簇，分枝多弯曲，形如鸡爪。质坚实。断面不整齐，皮部橙红色或暗棕色，木部鲜黄色或橙黄色。表面黄褐色。簇面无毛须。味极苦。无焦枯、残茎、霉变。肥壮，鸡爪中部平均直径≥24mm，分枝数量≥7，重量≥9.0g；间有长度不小于1.5cm 的碎节和长度不超过 2.0cm 的"过桥"；断面髓部和皮部较宽厚。

② 二等：较一等品瘦小，分枝数量≥5，重量≥5.0g；有"过桥"，间有碎节；断面髓部和皮部较窄，少数髓部有裂隙。间有焦枯。余同一等。

③ 统货：干货。无质量分级精选，多聚成簇，分枝多弯曲。

课堂互动　仔细观察黄连标本，注意黄连的味道和不同商品的外形特征，并从来源鉴定、性状鉴定、显微鉴定三方面归纳三种商品黄连鉴别要点。

【化学成分】三种黄连均含多种异喹啉类生物碱，以小檗碱含量最高，为黄连的主要活性成分。2015 年版《中国药典》规定本品按干燥品计算，以盐酸小檗碱计，味连含小檗碱（$C_{20}H_{17}NO_4$）不得少于 5.5％；雅连含小檗碱不得少于 4.5％；云连含小檗碱不得少于 7.0％。

【炮制】

（1）黄连片　除去杂质，润透后切薄片，晾干，或用时捣碎。

（2）萸黄连　取吴茱萸加适量水煎煮，将煎液与净黄连拌匀，待液吸尽，炒干。

（3）酒黄连　取黄连，与酒拌匀，稍闷，炒至表面颜色变深时，取出，摊凉。每100kg黄连用酒20kg。

（4）姜黄连　取黄连，与姜汁拌匀，稍闷，炒至表面颜色变深时，取出，摊凉。每100kg黄连用生姜20kg。

【功效应用】清热燥湿，泻火解毒。用于湿热痞满、呕吐吞酸、泻痢、黄疸、高热神昏、心火亢盛之心烦不寐、血热吐衄、目赤、牙痛、消渴、痈肿疔疮；外治湿疹、湿疮、耳道流脓。用法与用量：2～5g，外用适量。

【贮藏】置通风干燥处。

沉　香
AQUILARIAE LIGNUM RESINATUM

沉香始载于《名医别录》，被列为上品。白木香树是我国特有的珍贵药用植物，可产白木香，又叫土沉香，是一种高级香料，也是一种名贵的具有行气功效的中药。

【来源】为瑞香科植物白木香 [*Aquilaria sinensis*（Lour.）Gilg] 含有树脂的木材，习称"国产沉香"或"土沉香"。

【产地】主产于海南省，广东、广西、福建亦产。

【采收加工】全年均可采收。割取含树脂的木材，除去不含树脂的部分，阴干。

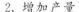

知识拓展

1. 沉香形成

沉香是由于树干损伤后，伤口受曲霉菌感染而产生的防御性树脂物质，经多年沉积而得。一般情况下，树龄越长，树脂沉积越久，药材品质越好。

2. 增加产量

人工种植常选择树干直径30cm以上的壮龄大树，在树干上顺砍数刀（伤口深3～4cm）或凿成深3～6cm、直径3～6cm的小洞，刺激其分泌树脂，此法称为"开香门"。经数年后割取有树脂的木质部入药。

二维码 2-24
沉香的种植林

【性状鉴定】本品呈不规则块、片状或盔帽状，有的为小碎块。表面凹凸不平，有刀削痕，偶有孔洞，可见黑褐色树脂与黄白色木部相间的斑纹，孔洞及凹窝表面多呈朽木状。质较坚实。断面刺状。气芳香，味苦。燃烧时产生浓烟及强烈香气，并有黑色油状物渗出。

【显微鉴定】

（1）横切面　射线宽1～2列细胞，充满棕色树脂。导管呈圆多角形，直径42～128μm，有的含棕色树脂。木纤维多角形，直径20～

二维码 2-25
沉香药材

$45\mu m$，壁稍厚，木化。木间韧皮部扁长椭圆状或条带状，常与射线相交，细胞壁薄，非木化，内含棕色树脂；其间散有少数纤维，有的薄壁细胞含草酸钙柱晶。

（2）径向（纵）切面　木射线呈横带状，细胞呈方形或长方形。

（3）切向（纵）切面　木射线高 4～20 个细胞，宽 1～2 列细胞。导管分子长短不一，多数较短，端壁平置，具缘纹孔排列紧密。

沉香三切面结构如图 2-10 所示。

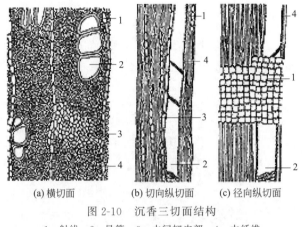

(a) 横切面　　(b) 切向纵切面　　(c) 径向纵切面

图 2-10　沉香三切面结构

1—射线；2—导管；3—木间韧皮部；4—木纤维

【理化鉴定】

（1）化学定性　取本品乙醇浸出物少量，按常法进行微量升华，得黄褐色油状物，香气浓郁；于油状物上加盐酸 1 滴与香草醛少许，再滴加乙醇 1～2 滴，渐显樱红色，放置后颜色加深（检查萜类）。

（2）醇溶性浸出物检查　2015 年版《中国药典》规定，药材用热浸法测定，用 95% 乙醇作溶剂，醇溶性浸出物不得少于 10.0%。

【规格标准】 以含挥发油多、质重坚实、香气浓厚、能沉水者为佳。根据来源不同将沉香药材分为"野生沉香""栽培沉香"两个规格。根据色泽、气味等划分等级，将沉香分为以下三个等级：

① 一等：结香面颜色为红褐色、褐色或黑褐色，黄白色木低于 50%。燃烧有浓厚黑色烟雾，无木质味。

② 二等：结香面颜色为浅褐色、浅红褐色、褐色或浅色，黄白色木超过 50%。燃烧有黑色烟雾或青色烟雾，有木质味。

③ 统货：可见红褐色或黑褐色树脂与黄白色木部相间的斑纹，凹窝或一侧表面呈朽木状。

知识链接

1. 进口沉香

进口沉香为同属植物沉香（*A. agallocha* Roxb.）含有树脂的木材。主产于印度尼西亚、马来西亚、柬埔寨及越南。功效与国产沉香相似。因含香树脂多而沉重，质优。

2. 伪品

伪品是用它种木材加工的伪制品或掺杂品。常呈不规则片状或块状，表面黄白色，可见刀劈痕、伪造的网状纹理及细小的孔洞，无树脂状物。气弱，味淡。

【化学成分】含挥发油及树脂，其中挥发油约0.8%。挥发油中含沉香螺甾醇、白木香酸及白木香醛等。

【炮制】除去枯废白木，劈成小块。用时捣碎或研成细粉。

【功效应用】行气止痛，温中止呕，纳气平喘。用于胸腹胀闷疼痛、胃寒呕吐呃逆、肾虚气逆喘急。用法与用量：1～5g，入煎剂宜后下。

【贮藏】密闭，置阴凉干燥处。

西红花
CROCI STIGMA

西红花，又名番红花、藏红花。它最早是从印度、伊朗传入西藏，故名。

【来源】本品为鸢尾科植物番红花（*Crocus sativus* L.）的干燥柱头。

二维码 2-26
西红花植物

【产地】主产于伊朗、西班牙、法国、希腊及俄罗斯等国家，我国江苏、浙江、上海、西藏等地现有栽培。

【采收加工】10月至11月中下旬，晴天早晨采花，于室内摘取柱头，晒干或低温烘干。

【性状鉴定】柱头呈线型，三分枝，长约3cm。暗红色，上部较宽而略扁平，顶端边缘显不整齐的齿状，内侧有一短裂隙，下端有时残留一小段黄色花柱。体轻、质松软，无油润光泽，干燥后质脆易断。气特异，微有刺激性，味微苦。取本品浸水中，可见橙黄色呈直线下降，并逐渐扩散，水被染成黄色，无沉淀。柱头呈喇叭状，有短缝，在短时间内，用针拨之不破碎。

二维码 2-27　西红花药材

二维码 2-28　西红花水试

【显微鉴定】粉末特征：呈橙红色。表皮细胞表面观呈长条形，壁薄，微弯曲，有的外壁凸出呈乳头状或绒毛状，表面隐约可见纤细纹理。柱头顶端表皮细胞绒毛状，直径26～56μm，表面有稀疏纹理。草酸钙结晶聚集于薄壁细胞中，呈颗粒状、圆簇状、梭形或类方形，直径2～14μm。

【理化鉴定】取本品少量，置白瓷板上，加硫酸1滴，酸液显蓝色经紫色缓缓变为红褐色或棕色。

二维码 2-29
西红花规格等级划分

【规格标准】以柱头暗红色、黄色花柱少、无杂质、有香气者为佳。根据市场流通情况，对药材进行等级划分，将西红花分为"进口"和"国产"两个规格。根据药材长度、药材断碎比例和残留黄色花柱长度，将西红花进口规格分为"一级""二级""三级"和"四级"四个等级，将西红花国产规格分为"一级""二级"

和"三级"三个等级。

【化学成分】含西红花苷、西红花苦苷等。

【炮制】取原药材，除去杂质。

【功效应用】活血化瘀，凉血解毒，解郁安神。用于经闭癥瘕、产后瘀阻、温毒发斑、忧郁痞闷、惊悸发狂。用法与用量：1～3g，煎服或用沸水泡服。孕妇慎用。

【贮藏】置通风阴凉干燥处，避光，密闭。

肉苁蓉
CISTANCHES HERBA

肉苁蓉始载于《神农本草经》，被列为上品。本品补而不峻，有"从容之号，从容和缓之貌"，故名肉苁蓉。

【来源】为列当科植物肉苁蓉（*Cistanche deserticola* Y. C. Ma）或管花肉苁蓉 [*Cistanche tubulosa*（Schenk）Wight] 的干燥带鳞叶的肉质茎。又名大芸。

【产地】主产于内蒙古、新疆、陕西、甘肃、青海等省（区）。

【采收加工】多于春季苗刚出土时或秋季冻土之前采挖，除去茎尖，切段，晒干。

【性状鉴定】

（1）肉苁蓉　呈扁圆柱形，稍弯曲，长3～15cm，直径2～8cm。表面棕褐色或灰棕色，密被覆瓦状排列的肉质鳞叶，通常鳞叶先端已断。体重，质硬，微有柔性，不易折断。断面棕褐色，有淡棕色点状维管束，排列成波状环纹。气微，味甜、微苦。

二维码 2-31
肉苁蓉药材

（2）管花肉苁蓉　呈类纺锤形、扁纺锤形或扁柱形，稍弯曲，长5～25cm，直径2.5～9cm。表面棕褐色至黑褐色。断面颗粒状，呈灰棕色至灰褐色，散生点状维管束。

【规格标准】肉苁蓉药材分为"肉苁蓉""管花肉苁蓉"两个规格。根据肉质茎长度、直径和每千克肉质茎数，将肉苁蓉分为"选货"和"统货"两个规格，其中"选货"规格分为"一等"和"二等"两个等级。

（1）肉苁蓉

① 一等：色泽均匀，质地柔韧。肉质肥厚，肉质茎长度为25cm以上，中部直径为

3.5cm 以上。每千克小于 5 根。去除茎尖，无枯心、干梢、杂质、虫蛀、霉变。

②二等：质坚硬，微有柔性。肉质茎长度为 15～25cm，中部直径为 2.5cm 以上。每 1 千克 5～10 根。去除茎尖，枯心不超过 10％，无干梢、杂质、虫蛀、霉变。

③统货：个体长度不均，肉质茎长 3cm 以上，粗细不均匀，中部直径 2cm 以上。去除茎尖，枯心不超过 20％，无干梢、杂质、虫蛀、霉变。

（2）管花肉苁蓉

①一等：长度为 15～25cm，中部直径为 6～9cm。每千克小于 5 根。去除茎尖，无枯心、干梢、杂质、虫蛀、霉变。

②二等：长度为 10～15cm，中部直径为 2.5～5cm。每千克 5～10 根。去除茎尖，枯心不超过 10％，无干梢、杂质、虫蛀、霉变。

③统货：个体长度不均，长 5cm 以上，粗细不均匀，直径 2.5cm 以上。去除茎尖，枯心不超过 20％，无干梢、杂质、虫蛀、霉变。

【化学成分】含肉苁蓉苷 A、肉苁蓉苷 B、肉苁蓉苷 C、肉苁蓉苷 H、麦角甾醇、松果菊苷、N,N-二甲基甘氨酸甲酯、甜菜碱、β-谷固醇、胡萝卜苷等。2015 年版《中国药典》规定，肉苁蓉按干燥品计算，含松果菊苷（$C_{35}H_{46}O_{20}$）和毛蕊花糖苷（$C_{29}H_{36}O_{15}$）的总量不得少于 0.30％；管花肉苁蓉按干燥品计算，含松果菊苷和毛蕊花糖苷的总量不得少于 1.5％。

【炮制】

（1）肉苁蓉片　取肉苁蓉原药材，除去杂质，洗净，润透，切厚片，干燥。

（2）酒苁蓉　取净肉苁蓉片，照酒炖法（或酒蒸法）炖（或蒸）至酒吸尽。

【功效应用】补肾阳，益精血，润肠通便。用于阳痿、不孕、腰膝酸软、筋骨无力、肠燥便秘。用法与用量：6～10g，煎服。

【贮藏】置通风干燥处，防蛀。

何首乌
POLYGONI MULTIFLORI RADIX

何首乌始载于《开宝本草》，为著名的具有抗衰老作用的中药。传说因一姓何的人久服此药后头发乌黑如漆而得名。

【来源】蓼科植物何首乌（*Polygonum multiflorum* Thunb.）的干燥块根。

【产地】主产于四川、云南、贵州、湖北、安徽、陕西、广西、河南、山东等省（区），多为野生，亦有栽培。

二维码 2-32　何首乌植物

二维码 2-33　何首乌药材与饮片

【采收加工】秋、冬二季叶枯萎时采挖，削去两端，洗净，个大的切块，干燥。

【性状鉴定】本品块根呈团块状或不规则纺锤形。表面多呈红棕色或红褐色，有浅沟。体重，质坚实，不易折断。断面浅黄棕色或浅红棕色，粉性，皮部有4～11个类圆形异型维管束环列，形成云锦（云朵）样花纹。气微，味微苦而甘涩。

> **课堂互动**　市售人形何首乌，一般为其他植物的块茎经人工雕琢而成，如何用简便方法鉴别其真伪？
>
> 二维码2-34　何首乌伪品

【规格标准】以体重、质坚实、断面浅黄棕色、粉性足者为佳。市场流通中将何首乌分为"何首乌个""何首乌片"和"何首乌块"三个规格。何首乌个均为"统货"，何首乌片与何首乌块依据均匀与否划分等级，分为"统货"及"选货"。

【化学成分】含有大黄酚、大黄素、大黄酸、大黄素甲醚、脂肪油、糖类、土大黄苷、卵磷脂等成分。2015年版《中国药典》规定，本品含2,3,5,4′-四羟基二苯乙烯-2-O-β-D-葡萄糖苷不得少于1.0%。本品所含卵磷脂为构成神经组织特别是脑髓的主要成分，同时为血细胞及其他细胞膜的主要原料，并能促进红细胞的新生和发育。

【炮制】

（1）何首乌　取原药材，除去杂质，洗净，稍浸，润透，切厚片或块，干燥。

（2）制何首乌　取何首乌，与黑豆汁拌匀，置非铁质的适宜容器内，隔水炖至汁液被吸尽；或清蒸，或用黑豆汁拌匀后蒸6h，闷48h，至内外均呈棕褐色时，取出，干燥。每100kg何首乌用黑豆10kg。

【功效应用】

（1）生品　解毒，消痈，润肠通便。用于肠燥便秘、瘰疬疮痈、风疹瘙痒。用法与用量：3～6g，煎服。

（2）炮制品　补肝肾，益精血，乌须发，强筋骨。用于血虚萎黄、眩晕耳鸣、须发早白、腰膝酸软、肢体麻木、崩漏带下、久疟体虚。用法与用量：6～12g，煎服。

> **知识拓展**
>
> 1. 黑豆汁制法
>
> 取黑豆10kg，加水适量，煮约4h，熬汁约15kg；将豆渣再加水煮约3h，熬汁约10kg，合并得黑豆汁约25kg。
>
> 2. 制何首乌
>
> 制何首乌呈不规则皱缩状的块片。表面黑褐色或棕褐色，凹凸不平。质坚硬。断面角质样，呈棕褐色或黑色。气微，味微甘而苦涩。2015年版《中国药典》规定，本品含2,3,5,4′-四羟基二苯乙烯-2-O-β-D-葡萄糖苷不得少于0.70%。

【贮藏】置干燥处，防蛀。

知识链接

首乌藤（药典品）为何首乌的干燥藤茎，又名夜交藤，具养心安神、祛风通络的功效，主治失眠多梦、血虚身痛、风湿痹痛、皮肤瘙痒。

二维码 2-35
首乌藤药材

黄 芪
ASTRAGALI RADIX

黄芪的药用历史可追溯至 2000 多年前，始见于汉墓马王堆出土的帛书《五十二病方》。《神农本草经》将其列为上品。黄芪原名"黄耆"，"耆，长也。黄耆色黄，为补药之长"。黄芪为著名的药食两用中药，药膳中多用。

【来源】为豆科植物蒙古黄芪［*Astragalus membranaceus*（Fisch.）Bge. var. *mongholicus*（Bge.）Hsiao］或膜荚黄芪［*A. membranaceus*（Fisch.）Bge.］的干燥根。

【产地】主产于内蒙古、山西、黑龙江。

【采收加工】春、秋二季采挖，除去须根及根头，晒干。

【性状鉴定】本品呈圆柱形，有的有分枝，上端较粗。表面淡棕黄色或淡棕褐色，有不整齐的纵皱纹或纵沟。质硬而韧，不易折断。断面纤维性强，并显粉性，皮部黄白色，木部淡黄色，有放射状纹理及裂隙，习称"金井玉栏"。老根中心偶呈枯朽状，呈黑褐色或呈空洞状。气微，味微甜，嚼之微有豆腥味。

二维码 2-36
黄芪药材

【规格标准】根据栽培方式不同，将黄芪药材分为移栽黄芪与仿野生黄芪两个规格。在各规格下，根据长度、斩口下 3.5cm 处直径不同划分黄芪药材等级。

（1）移栽黄芪　表皮平滑，根皮较柔韧。断面致密，木心中央黄白色。质地坚实。

① 大选：长≥30cm，头部斩口下 3.5cm 处直径≥1.4cm。

② 小选：长≥30cm，头部斩口下 3.5cm 处直径≥1.1cm。

③ 统货：长短不分，粗细不均匀，头部斩口下 3.5cm 处直径≥1.0cm。

（2）仿野生黄芪　表皮粗糙，根皮绵韧。断面皮部有裂隙，木心黄色。质地松泡。老根中心有的呈枯朽状，呈黑褐色，或呈空洞状。

① 特等：长≥40cm，头部斩口下 3.5cm 处直径≥1.8cm。

② 一等：长≥45cm，头部斩口下 3.5cm 处直径 1.4～1.7cm。

③ 二等：长≥45cm，头部斩口下 3.5cm 处直径 1.2～1.4cm。

【化学成分】主要含皂苷类、黄酮类、多糖类、氨基酸类及微量元素硒等。2015 年版

《中国药典》规定，本品含黄芪甲苷（$C_{41}H_{68}O_{14}$）不得少于 0.040%。黄芪甲苷、黄芪多糖均有提高和促进免疫功能的作用以及抗疲劳、抗缺氧、抗辐射、抗衰老、耐低温和耐高温作用。

【炮制】

（1）黄芪　取原药材，除去杂质，大小分开，洗净，润透，切厚片，干燥。

（2）炒黄芪　取黄芪，炒至表面深黄色、微具焦斑时，取出，摊凉。

（3）蜜黄芪　取黄芪，与炼蜜拌匀，炒至不粘手时，取出，摊凉。每 100kg 黄芪用炼蜜 35kg。

【功效应用】补气升阳，固表止汗，利水消肿，生津养血，行滞通痹，托毒排脓，敛疮生肌。用于气虚乏力，食少便溏，中气下陷，久泻脱肛，便血崩漏，表虚自汗，气虚水肿，内热消渴，血虚萎黄，半身不遂，痹痛麻木，痈疽难溃，久溃不敛。临床用于治疗慢性肾炎蛋白尿、糖尿病。用法与用量：9～30g，煎服。

【贮藏】置通风干燥处，防潮，防蛀。

> **课堂互动**　黄芪为常用的药食兼用之品，课后请查阅药食两用中药还有哪些。

肉　桂
CINNAMOMI CORTEX

肉桂始载于《神农本草经》，被列为上品。香气浓郁、甜辣兼有，可作香料。又名玉桂、牡桂、筒桂、大桂、辣桂。

【来源】为樟科植物肉桂（*Cinnamomum cassia* Presl）的干燥树皮。

【产地】主产于广西、广东、云南。

【采收加工】秋季剥取生长期 5～6 年以上的树皮和枝皮，加工成不同的规格，主要有：

（1）桂通　为 5～6 年生的树干皮和粗枝皮或老树枝皮，不经压制，自然卷曲呈筒状。

（2）企边桂　为 10 余年生的树干皮，将两端削成斜面，夹在木制的凹凸板中晒干。

（3）板桂　为老树茎的干皮，夹在木制的桂夹内，晒至九成干，经纵横堆叠，加压，约一个月完全干燥，成为扁平板状。

（4）桂碎　在肉桂加工过程中剩下的碎块。

【性状鉴定】"企边桂"呈浅槽状，两端斜削。"桂通"多呈卷筒状，长 30～40cm，宽或直径 3～10cm，厚 0.2～0.8cm。外表面灰棕色，有不规则的细皱纹及横向突起的皮孔，有的可见灰白色的斑纹；内表面红棕色，有细纵纹，划之显油痕。质硬而脆，易折断。断面颗粒状，外层棕色、较粗糙，内层红棕色、油润，两层间有 1 条黄棕色的线纹。气香浓烈，味甜而辣。

二维码 2-37
肉桂药材

【规格标准】以断面红棕色至紫红色、油性大、香气浓厚、味甜辣、嚼之无渣者为佳。商品分为下列规格：企边桂、板桂、广条桂（条桂、桂通）、桂心、桂碎。按照加工方法的不同，对药材进行规格划分，将肉桂药材分为"企边桂""桂通"两个规格。

（1）企边桂　槽状，左右两边向内略卷曲，板边平整，厚度为 0.3～0.8cm。

（2）桂通　卷筒状，单筒或双筒，厚度为 0.2～0.8cm。

【化学成分】含挥发油 1%～2%，油中主要成分为桂皮醛（75%～95%）。本品含挥发油不得少于 12mL/kg，含桂皮醛不得少于 15mL/kg。

【炮制】除去杂质和粗皮。用时捣碎。

【功效应用】补火助阳，引火归原，散寒止痛，温通经脉。用于阳痿宫冷、腰膝冷痛、肾虚作喘、虚阳上浮、眩晕目赤、心腹冷痛、虚寒吐泻、寒疝腹痛、痛经经闭。用法与用量：1～5g，煎服。有出血倾向者及孕妇慎用。不宜与赤石脂同用。

【贮藏】置阴凉干燥处，密闭保存。

知识链接

1. 桂枝

桂枝为肉桂的干燥嫩枝。能发汗解肌、温经通脉，主治风寒感冒、关节痹痛、血寒经闭等。

2. 桂子

桂子为肉桂带宿萼的未成熟果实。具有温中暖胃的功效，主治胃脘寒痛。

二维码 2-38
桂枝与桂皮

3. 桂皮

桂皮为樟科天竺桂（*C. japonicum* Sieb.）等多种植物的树皮，来源较复杂。皮薄、质硬、不油润、香气淡薄，气清香而凉似樟脑。虽含桂皮醛，但成分与肉桂不尽相同，不可以代替肉桂入药，一般作食用香料应用。

课堂互动　观察肉桂药材，找出主要性状鉴别特征，并与桂皮对比，比较两者的主要性状特征。

杜　仲
EUCOMMIAE CORTEX

杜仲始载于《神农本草经》，"主腰脊痛，补中益精气"。现代研究表明其具有降血压作用，为自然界中少见的单科单属单种植物。

【来源】为杜仲科植物杜仲（*Eucommia ulmoides* Oliv.）的干燥树皮。

【产地】主产于贵州、湖北、四川、陕西、云南等省。

【采收加工】4～6 月剥取树皮，刮去粗皮，堆置"发汗"至内皮呈紫褐色，晒干。

二维码 2-39
杜仲植物

【性状鉴定】本品呈板片状或两边稍向内卷。外表面淡棕色或灰褐色，未去粗皮者可见明显的皮孔；内表面暗紫色，平滑。质硬而脆，易折断。折断面有细密、银白色、富弹性的胶丝。气微，味稍苦，嚼之有胶状残余物。

【规格标准】以皮厚、块大、去净粗皮、胶丝多且长、内表面暗紫褐色者为佳。分为"选货"和"统货"两个规格。根据商品的厚度、形状等指标，将杜仲"选货"分为一等和二等两个等级。

（1）选货

① 一等：板片状，厚度≥0.4cm，宽度≥30cm，碎块≤5％。

② 二等：板片状，厚度0.3～0.4cm，宽度不限，碎块≤5％。

（2）统货　板片状或卷形，厚度≥0.3cm，宽度不限，碎块≤10％。

二维码 2-40
杜仲药材

【化学成分】含杜仲胶6％～10％，并含杜仲醇、去氧杜仲醇、桃叶珊瑚苷、松脂醇二葡萄糖苷（为杜仲降压的主要有效成分）等。

【炮制】

（1）杜仲　取原药材刮去残留粗皮，洗净，切成块或丝，干燥。

（2）盐杜仲　取杜仲块或丝，照盐水炙法炒至断丝、表面焦黑色。本品折断时胶丝弹性较差。味微咸。

【功效应用】补肝肾，强筋骨，安胎。用于肝肾不足之腰膝酸痛、筋骨无力、头晕目眩，以及妊娠漏血、胎动不安。用法与用量：6～10g，煎服。

【贮藏】置通风干燥处。

知识链接

1. 杜仲叶

杜仲叶为杜仲的干燥叶。折断面有少量银白色胶丝相连。具有补肝肾、强筋骨的功效，用于肝肾不足之头晕目眩、腰膝酸痛、筋骨痿软等。用量：10～15g。

2. 杜仲混淆品

杜仲混淆品主要为夹竹桃科植物紫花络石和卫矛科植物白杜仲的树皮。折断面白色胶丝稀疏而脆，拉长至0.2cm即断，均不可代替杜仲入药。

龙眼肉
LONGAN ARILLUS

龙眼肉始载于《神农本草经》，被列为中品，并称之"甘味益脾，能益人智"。因龙眼果实呈圆形，又名桂圆。

【来源】为无患子科植物龙眼（*Dimocarpus longan* Lour.）的假种皮。

【产地】分布于福建、台湾、广东、广西、云南、贵州、四川等省（区）。

【采收加工】7～10月果实成熟时采摘，烘干或晒干，剥去果皮，取其假种皮；或将果实入开水中煮10min，捞出摊放，使水分散失，再烤一昼夜，然后剥取假种皮，晒干。

二维码 2-41
龙眼肉药材

【性状鉴定】本品为由顶端纵向破裂的不规则薄片，或呈囊状，长约1.5cm，宽2～4cm，厚约0.1cm。表面黄棕色，半透明；靠近果皮的一面皱缩不平，粗糙；靠近种皮的一面光亮而有纵皱纹。质柔韧而微有黏性，常黏结呈块状。气微香，味甜。

【规格标准】以色泽黄净发亮、透明感强，肉厚、干爽、糖分充足、泡开呈梅花形者为佳。

【化学成分】含葡萄糖、酒石酸、蔗糖、维生素 B_1、维生素 B_2、维生素 P、维生素 C。

【炮制】除去杂质即可。

【功效应用】补益心脾，养血安神。用于气血不足之心悸怔忡、健忘失眠及血虚萎黄。用法与用量：9～15g，煎服。

【贮藏】置通风干燥处，防潮，防蛀。

> **知识链接**
>
> 　本植物的根或根皮（龙眼根）、树皮（龙眼树皮）、叶或嫩芽（龙眼叶）、花（龙眼花）、果皮（龙眼壳）、种子（龙眼核）亦供药用。

枸杞子

LYCII FRUCTUS

　　枸杞子始载于《神农本草经》，被列为上品，称其"久服坚筋骨，轻身不老，耐寒暑"，为药食两用之品，集药疗、养身、观赏于一体。

【来源】为茄科植物宁夏枸杞（*Lycium barbarum* L.）的干燥成熟果实。

【产地】主产于宁夏、甘肃、青海、内蒙古等省（区），以宁夏产者为优。

二维码 2-42
枸杞植物

【性状鉴定】本品呈纺锤形或椭圆形。表面红色或暗红色，具不规则皱纹，略有光泽，顶端有小凸起状的花柱痕，基部有白色的果柄痕。果皮柔韧，皱缩；果肉肉质，柔润。种子20～50粒，呈类肾形，扁而翘，表面浅黄色或棕黄色。气微，味甜。

【规格标准】以粒大、色红、油润、肉厚籽少，无破籽、干籽、油籽者为佳。根据大小、均匀度、饱满度、色泽、口感等划分成四个等级。

二维码 2-43
枸杞子药材

① 一等：粒度≤280 粒（以 50g 计），不完善粒≤1.0%。

② 二等：粒度≤370 粒（以 50g 计），不完善粒≤1.5%。

③ 三等：粒度≤580 粒（以 50g 计），不完善粒≤3.0%。

④ 四等：粒度≤900 粒（以 50g 计），不完善粒≤3.0%。

【化学成分】含枸杞多糖（约5%）、甜菜碱、维生素C及氨基酸等。枸杞多糖有免疫促进和免疫调节作用以及降血糖、降血脂、抗衰老和抗肿瘤等作用。

【炮制】

(1) 枸杞子　取原药材，除去残留果梗等杂质及霉黑者。

(2) 盐枸杞子　取盐，置热锅中翻动，炒至滑利，投入枸杞子，炒至表面鼓起时，取出，筛去盐，摊凉。

【功效应用】滋补肝肾，益精明目，强腰膝。用于虚劳精亏、腰膝酸痛、眩晕耳鸣、内热消渴、血虚萎黄、目昏不明。用法与用量：6～12g，煎服。

【贮藏】置阴凉干燥处，防闷热，防潮，防蛀。本品易返潮、泛油、变黑，大量过夏最宜密闭冷存。

知识链接

地骨皮为茄科植物宁夏枸杞（*Lycium barbarum* L.）或枸杞（*Lycium chinense* Mill.）的干燥根皮。槽状、筒状或不规则卷片，厚0.1～0.3cm。外表面灰黄色、土黄色，粗糙，具不规则纵裂纹，易成鳞片状剥落；内表面黄白色，平坦，有细纵纹。体轻，质脆易折断。断面外层黄棕色，内层灰白色。气微，味微甜后苦。能清虚热、凉血、清肺降火。用于阴虚潮热、骨蒸盗汗、肺热咳嗽。

二维码 2-44
地骨皮药材

山茱萸
CORNI FRUCTUS

山茱萸又名山萸肉、萸肉、枣皮，为滋补肝肾的常用药。

【来源】为山茱萸科植物山茱萸（*Cornus officinalis* Sieb. et Zucc.）的干燥成熟果肉。

【产地】主产于浙江（临安、淳安）以及河南、安徽等省。

【采收加工】秋末冬初果皮变红时采收果实，用文火烘或置沸水中略烫后，及时除去果核，干燥。

【性状鉴定】本品呈不规则的片状或囊状，长1～1.5cm，宽0.5～1cm。表面紫红色至紫黑色，皱缩，有光泽，顶端有的有圆形宿萼痕，基部有果梗痕。质柔软。气微，味酸、涩、微苦。

二维码 2-45　山茱萸植物

二维码 2-46　山茱萸药材

【规格标准】分为"选货"和"统货"两个规格。杂质（果核、果梗）不得超过3%。"选货"根据所含颜色和每千克杂质的多少划分为四个等级，"统货"不分等级。

（1）选货

① 一等：表面鲜红色，每千克呈暗红色者≤10%，无杂质。

② 二等：表面暗红色，每千克呈红褐色者≤15%，杂质≤1%。

③ 三等：表面红褐色，每千克呈紫黑色者≤15％，杂质≤2％。

④ 四等：表面紫黑色，每千克杂质≤3％。

（2）统货　表面鲜红色、紫红色至紫黑色，每千克杂质≤3％。

【化学成分】主要含熊果酸、山茱萸苷等。

【炮制】

（1）蒸萸肉　取原药材，除去果柄、果核等杂质，置适宜容器内，蒸8～10h，闷10～12h，至表面黑色时，取出，干燥。

（2）酒萸肉　取原药材，除去果柄、果核等杂质，与酒拌匀，稍闷，置适宜容器内，蒸8～10h，闷10～12h，至表面黑色时，取出，干燥。

每100kg山茱萸用酒20kg。

【功效应用】补益肝肾，收涩固脱。用于眩晕耳鸣、腰膝酸痛、阳痿遗精、遗尿尿频、崩漏带下、大汗虚脱、内热消渴。用法与用量：6～12g，煎服。

【贮藏】置密闭容器内，防蛀。

薏苡仁
COICIS SEMEN

薏苡仁又名苡米、苡仁、薏米、薏仁等，是常用的药食两用之品。

【来源】为禾本科植物薏苡［*Coix lacryma-jobi* L. var. *mayuen*（Roman.）Stapf］的干燥成熟种仁。

【产地】主产于福建、湖南、浙江等省，其他各省也产。

【采收加工】秋季果实成熟时采收，除去外壳及黄褐色外皮，收集种仁，晒干生用或炒用（麸炒）。

【性状鉴定】本品呈宽卵形或长椭圆形，长4～8mm，宽3～6mm。表面乳白色，光滑，偶有残存的黄褐色种皮，一端钝圆；另一端较宽而微凹，有一淡棕色点状种脐；背面圆凸，腹面有1条较宽而深的纵沟。质坚实。断面白色，粉性。气微，味微甜。

二维码2-47
薏苡仁药材

【规格标准】分为"国产薏苡仁""进口薏苡仁"两个规格。在各规格下，根据薏苡仁药材大小及完整性划分为"选货"和"统货"两个等级。

（1）选货　大小较均匀，长0.45～0.70cm，宽0.45～0.60cm，具有米香气，无碎粒。

（2）统货　大小不均匀，长0.45～0.80cm，宽0.30～0.65cm，微有米香气，碎粒≤3％。

【化学成分】种仁含粗蛋白13％～14％，脂类2％～8％。药理研究表明，薏苡仁中的薏苡仁酯有抗肿瘤作用。

【炮制】

（1）薏苡仁　取原药材，除去残留外壳等杂质，洗净，干燥。

（2）炒薏苡仁　取薏苡仁，炒至表面黄色、微具焦斑、开裂时，取出，摊凉。

【功效应用】利水渗湿，健脾止泻，除痹，排脓，解毒散结。用于水肿、脚气、小便不利、脾虚泄泻、湿痹拘挛、肺痈、肠痈、赘疣、癌肿。用法与用量：9～30g，煎服。

【贮藏】置通风干燥处，防蛀。

党参
CODONOPSIS RADIX

党参因其形似人参，其功效与人参相似，历史上曾指山西上党所产之人参，故名上党人参，简称党参。党参含有人体必需的氨基酸、微量元素、多糖等成分，具营养保健价值，为著名的药食兼用中药，且药性平和、不燥不湿、不寒不热，常作为人参的替代品。中老年人用之较人参更为有益。据《全国中成药产品目录》统计，党参的中成药多达 300 余种。

【来源】为桔梗科植物党参 [*Codonopsis pilosula*（Franch.）Nannf.]、素花党参 [*C. pilosula* Nannf. var. *modesta*（Nannf.）L. T. Shen] 或川党参（*C. tangshen* Oliv.）的干燥根。

【产地】

（1）党参　主产于山西、陕西、甘肃、四川以及东北地区。主产于山西长治地区的习称"潞党参"，简称"潞党"。主产于甘肃定西地区的称"白条党参"。

（2）素花党参　主产于甘肃、四川，习称"西党"。以甘肃陇南文县所产者质量最佳，习称"纹党参"，简称"纹党"。

（3）川党参　主产于重庆、湖北、陕西等省（市），习称"川党参"。多呈单条状，故又名"条党""单枝党"。历史上以重庆市巫山县大庙所产最负盛名，习称"庙党""大宁党"。主产于湖北恩施板桥镇及其周边地区的党参，习称"板桥党参"，简称"板党"。

【采收加工】秋季采挖，洗净，晒干。晒干过程中注意揉搓以使根充实。

【性状鉴定】

（1）党参　根呈圆柱形，长 10～35cm，直径 0.4～2cm。根头部稍膨大，有多个疣状突起的茎痕和芽痕，习称"狮子盘头"。表面黄棕色至灰棕色，根头下有致密的环状横纹，向下渐稀疏，有的达全长的一半。栽培品环纹少或无，全体有不规则纵沟和稀疏皮孔，支根断落处常有黑褐色胶状物。质稍硬或略带韧性。断面有裂隙及菊花心，皮部淡黄白色，木部淡黄色，形成层环明显。气较弱而特异，味微甜。

（2）素花党参（西党参）　长 10～35cm，直径 0.5～2.5cm。表面黄白色至灰黄色，根头下致密的环状横纹达全长的一半以上。断面裂隙较多，皮部灰白色至淡棕色。香气浓烈，味甘甜浓厚。

（3）川党参　根少有分枝。长 10～45cm，直径 0.5～2cm。表面灰黄色至黄棕色，上部环纹较稀，体部有不规则纵沟。质稍软而结实。断面皮部肥厚，黄白色，裂隙较少。气香，味甜。

【规格标准】习以条粗长、皮松肉紧、"狮子盘头"较大、横纹多、味香甜、嚼之无渣者为佳。根据产地和基源不同，将目前市场主流党参药材分为"潞党参""白条党参""纹党参""板桥党参"四个规格。

二维码 2-48
党参药材

（1）潞党参、白条党参

① 一等：芦头下稀有横纹或无，纵皱纹不明显，皮孔样突起散在、不明显，直径≥0.9cm。

②二等：芦头下稀有横纹或无，纵皱纹不明显，皮孔样突起散在、不明显，直径0.6～0.9cm。

③三等：芦头下稀有横纹或无，纵皱纹不明显，皮孔样突起散在、不明显，直径0.4～0.6cm。

（2）纹党参

①一等：芦头下有致密横纹，常达全长的一半以上；纵皱纹不明显，皮孔样突起散在、不明显，直径≥1.3cm。

②二等：芦头下有致密横纹，常达全长的一半以上；纵皱纹不明显，皮孔样突起散在、不明显，直径1.0～1.3cm。

③三等：芦头下有致密横纹，常达全长的一半以上；纵皱纹不明显，皮孔样突起散在、不明显，直径0.5～1.0cm。

（3）板桥党参

①一等：芦头下稀有横纹或无，纵皱纹明显，皮孔样突起散在、明显，直径≥1.0cm。

②二等：芦头下稀有横纹或无，纵皱纹明显，皮孔样突起散在、明显，直径0.7～1.0cm。

③三等：芦头下稀有横纹或无，纵皱纹明显，皮孔样突起散在、明显，直径0.5～0.7cm。

【化学成分】含多糖、党参苷及甾类等多种成分。

【炮制】米炒党参：取党参片，照炒法用米拌炒至表面深黄色时，取出，筛去米，放凉。每100kg党参片用米20kg。

【功效应用】健脾益肺，养血生津。用于脾肺气虚之食少倦怠、咳嗽虚喘；气血不足之面色萎黄、心悸气短；津伤口渴，内热消渴。用法与用量：9～30g，煎服。不宜与藜芦同用。

【贮藏】置通风干燥处，防潮，防蛀。

黄　精
POLYGONATI RHIZOMA

黄精，在古代医学家的眼中，是一味神奇的延年益寿之品，药用历史已逾千年，是数十种复方滋补药剂的重要组分。现代药理研究发现其具有降低血糖和血脂、保护心血管系统、调节和增强免疫功能、延缓衰老等重要作用。

【来源】为百合科植物滇黄精（*Polygonatum kingianum* Coll. et Hemsl.）、黄精（*P. sibiricum* Red.）或多花黄精（*P. cyrtonema* Hua）的干燥根茎。

【采收加工】春、秋二季采挖，除去须根，洗净，置沸水中略烫或蒸至透心，干燥。按形状不同，商品分别习称"大黄精""鸡头黄精"和"姜形黄精"。

二维码2-49
黄精植物（多花黄精）

【性状鉴定】

（1）大黄精　根茎呈肥厚肉质的结节块状，结节长可达10cm以上，宽3～6cm，厚2～3cm。表面淡黄色至黄棕色，具环节，有皱纹及须根痕；结节上侧茎痕呈圆盘状，圆周凹入，中部突出。质硬而韧，不易折断。断面角质，淡黄色至黄棕色。气微，味甘，嚼之有黏性。

（2）鸡头黄精　根茎呈结节状弯柱形，长 3～10cm，直径 0.5～1.5cm；结节长 2～4cm，略呈圆锥形，常有分枝。表面黄白色或灰黄色，半透明，具纵皱纹；茎痕圆形，直径 5～8mm。

（3）姜形黄精　根茎呈长条结节块状，长短不等，常数个结节相连。表面灰黄色或黄褐色，粗糙；结节上侧有突起的圆盘状茎痕，直径 0.8～1.5cm。

【规格标准】均以块大、肥润、色黄、断面透明者为佳。分为"大黄精""鸡头黄精"和"姜形黄精"三个规格。根据每千克个数，将黄精各规格分为"一等""二等""三等"和"统货"四个等级。

二维码 2-50
黄精药材

（1）大黄精

① 一等：每千克≤25 头。

② 二等：每千克 25～80 头。

③ 三等：每千克≥80 头。

④ 统货：不分大小。

（2）鸡头黄精

① 一等：每千克≤75 头。

② 二等：每千克 75～150 头。

③ 三等：每千克≥150 头。

④ 统货：不分大小。

（3）姜形黄精

① 一等：每千克≤110 头。

② 二等：每千克 110～210 头。

③ 三等：每千克≥210 头。

④ 统货：不分大小。

【化学成分】主要含黄精多糖，另外还含甾体皂苷、微量元素、氨基酸等。黄精多糖是黄精增强免疫功能、抗衰老作用的主要活性成分。

【炮制】

（1）黄精　除去杂质，洗净，略润，切厚片，干燥。

（2）酒黄精　取净黄精，照酒炖法或酒蒸法炖透或蒸透，稍晾，切厚片，干燥。每100kg 黄精用黄酒 20kg。

【功效应用】补气养阴，健脾，润肺，益肾。用于脾胃虚弱，体倦乏力，口干食少，肺虚燥咳，精血不足，内热消渴。用法与用量：9～15g，煎服。

知识链接

1. 酒黄精

酒黄精能增强黄精的补脾、润肺、养胃、益肾作用。

2. 药膳

黄精价廉物美，又安全有效，是较好的补养之品。如经常食用蒸熟的黄精，可强身健体、抗衰老，还可治疗消渴症。黄精炖瘦肉、黄精当归鸡蛋汤、黄精炖冰糖、黄精糯米粥、黄精莲子薏米粥、黄精米酒等都是常见的抗衰老、益寿延年的药膳之方。

【贮藏】置通风干燥处，防霉，防蛀。

重　楼
PARIDIS RHIZOMA

　　重楼原名蚤休，在《神农本草经》中被列为下品。《本草纲目》记载："重楼金线处处有之，生于深山阴湿之地。一茎独上，茎当叶心，叶绿色似芍药，凡二、三层，每一层七叶。茎头夏月开花，一花七瓣。"

　　【来源】为百合科植物云南重楼［*Paris polyphylla* Smith var. *yunnanensis*（Franch.）Hand.-Mazz.］或七叶一枝花［*Paris polyphylla* Smith var. *chinensis*（Franch.）Hara］的干燥根茎。

　　【采收加工】秋季采挖，除去须根，洗净，晒干。

　　【性状鉴定】本品呈结节状扁圆柱形，略弯曲，长5～12cm，直径1.0～4.5cm。表面黄棕色或灰棕色，外皮脱落处呈白色，密具层状突起的粗环纹，一面结节明显，结节上具椭圆形凹陷茎痕；另一面有疏生的须根或疣状须根痕。顶端具鳞叶和茎的残基。质坚实。断面平坦，白色至浅棕色，粉性或角质。气微，味微苦、麻。

　　【规格标准】分为"选货"和"统货"两个规格。根据上中部直径（药材根茎全长中上部最粗部位的直径）、单个重量和每千克根茎数，将重楼选货规格分为"一等""二等"和"三等"三个等级。统货个头不一。

二维码 2-51
重楼药材

　　① 一等：个体较长，上中部直径≥3.5cm，单个重量≥50g，每千克根茎数≤20个，个头均匀。

　　② 二等：个体较长，上中部直径≥2.5cm，单个重量≥25g，每千克根茎数≤40个，个头均匀。

　　③ 三等：个体较短，上中部直径≥2.0cm，单个重量≥10g，每千克根茎数≤100个，个头均匀。

　　【化学成分】含重楼皂苷Ⅰ（$C_{44}H_{70}O_{16}$）、重楼皂苷Ⅱ（$C_{51}H_{82}O_{20}$）、重楼皂苷Ⅵ（$C_{39}H_{62}O_{13}$）和重楼皂苷Ⅶ（$C_{51}H_{82}O_{21}$）的总量不得少于0.60％。

　　【炮制】除去杂质，洗净，润透，切薄片，晒干。

　　【功效应用】清热解毒，消肿止痛，凉肝定惊。用于疔疮痈肿、咽喉肿痛、蛇虫咬伤、跌扑伤痛、惊风抽搐。用法与用量：3～9g。外用适量，研末调敷。

　　【贮藏】置阴凉干燥处，防蛀。

覆盆子
RUBI FRUCTUS

　　覆盆子不仅是一味传统补肝肾中药，也有多种栽培品种供食用，有"黄金水果"的美誉，具有较高的食用和药用价值，浙江等省现大量栽培。

【来源】为蔷薇科植物华东覆盆子（*Rubus chingii* Hu）的干燥果实。

【采收加工】夏初果实由绿变绿黄时采收，除去梗、叶，置沸水中略烫或略蒸，取出，干燥。

【性状鉴定】本品为聚合果，由多数小核果聚合而成，呈圆锥形或扁圆锥形，高 0.6～1.3cm，直径 0.5～1.2cm。表面黄绿色或淡棕色，顶端钝圆，基部中心凹入。宿萼棕褐色，下有果梗痕。小果易剥落，每个小果呈半月形，背面密被灰白色茸毛，两侧有明显的网纹，腹部有突起的棱线。体轻，质硬。气微，味微酸涩。

【化学成分】含鞣花酸、山柰酚-3-*O*-芸香糖苷以及萜类等。

【炮制】筛去灰屑，拣净杂质，去柄。

【功效应用】益肾固精缩尿，养肝明目。用于遗精滑精、遗尿尿频、阳痿早泄、目暗昏花。用法与用量：6～12g，煎服。

【贮藏】置通风干燥处，防霉，防蛀。

学习小结

一、学习内容

药名及科名	主产地	主要性状特征	主要显微特征	主要化学成分	功效分类
人参（五加科）	我国东北地区	芦头,芦碗,横纹,断面有树脂道小点	树脂道,草酸钙簇晶	人参皂苷类化合物	补气药
西洋参（五加科）	我国东北地区、美国北部、加拿大	横向环纹及皮孔状突起,体重,断面皮部可见树脂道,味微苦、甘		人参皂苷类化合物	补气药
三七（五加科）	云南、广西	瘤状突起,体重,质坚实	树脂道,草酸钙簇晶	人参皂苷、三七皂苷等	止血药
川贝母（百合科）	四川、甘肃、青海等	类圆锥形、扁球形或长圆锥形,"怀中抱月"	淀粉粒	异甾体类生物碱	化痰药
天麻（兰科）	四川、云南、贵州等	"鹦哥嘴""凹肚脐""点轮环""起镜面"	厚壁细胞,草酸钙针晶束,多糖团块	天麻素	平肝息风药
石斛（兰科）	广西、贵州、云南等	茎呈圆柱形或扁圆柱形,节明显,膜质叶鞘,味微苦而回甜	类圆形硅质块,草酸钙针晶	生物碱、黏液质等	滋阴药
黄连（毛茛科）	重庆、湖北、四川、云南	鸡爪形或单枝,"过桥",味极苦	鳞叶表皮细胞,石细胞	小檗碱	清热燥湿药
沉香（瑞香科）	海南、广东、广西等	盔帽状,刀削痕,黑褐色树脂,气芳香	射线,导管,木间韧皮部,木纤维	挥发油、树脂	理气药
西红花（鸢尾科）	西班牙、法国等	柱头呈线型,三分枝,体轻,气特异	表皮细胞乳头状或绒毛状	西红花苷等	活血化瘀药
肉苁蓉（列当科）	内蒙古、新疆、青海等	密被瓦状排列的肉质鳞叶,断面可见淡棕色点状维管束		松果菊苷,毛蕊,花糖苷等	补阳药
何首乌（蓼科）	四川、河南等	断面呈"云锦花纹"		卵磷脂等	补血药

药名及科名	主产地	主要性状特征	主要显微特征	主要化学成分	功效分类
黄芪 （豆科）	内蒙古、山西、黑龙江	断面纤维性强、"金井玉栏"，微有豆腥味		皂苷类、多糖类等	补气药
肉桂 （樟科）	广西、广东、云南	内表面划之显油痕，断面有1条黄棕色的线纹，气香浓烈，味甜、辣		挥发油（桂皮醛）	温里药
杜仲 （杜仲科）	四川、贵州等	断面有细密、银白色、富弹性的胶丝		杜仲胶等	补阳药
龙眼肉 （无患子科）	福建、广西等	不规则薄片，半透明，质柔韧而微有黏性，味甜		葡萄糖等	补血药
枸杞子 （茄科）	宁夏、甘肃、青海等	纺锤形或椭圆形，红色或暗红色，果肉肉质、柔润，味甜		枸杞多糖等	滋阴药
山茱萸 （山茱萸科）	浙江、河南等	片状或囊状，紫红色至紫黑色，质柔软，味酸、涩、微苦		熊果酸等	收涩药
薏苡仁 （禾本科）	福建、湖南、浙江等	宽卵形或长椭圆形，腹面有1条较宽而深的纵沟		薏苡仁酯	利水渗湿药
党参 （桔梗科）	山西、陕西、甘肃等	根头部有"狮子盘头"，根头下有致密的环状横纹		多糖、党参苷及甾类等	补气药
黄精 （百合科）		结节块状，结节上侧茎痕呈圆盘状，断面角质		黄精多糖等	补阴药
重楼 （百合科）		结节状扁圆柱形，密具层状突起的粗环纹，断面粉性或角质		重楼皂苷	清热药
覆盆子 （蔷薇科）		聚合果，味微酸涩		萜类、鞣花酸等	收涩药

二、学习方法与体会

1. 学习植物类细贵药材，必须理论联系实际。借助教材，对照实物，通过观察、比较、归纳、分析抓住主要性状和显微特征或者理化鉴定的特殊反应来鉴别药材，达到熟悉和认识药材的目的。

2. 抓住关键特征，识别药材。每个药材都有识别的关键特征，抓住了关键特征就抓住了识别药材的要点。如人参有"芦头"，冬麻顶端有"鹦哥嘴"等。

3. 本单元要求掌握人参（林下参、朝鲜红参）、西洋参、三七、川贝母、天麻、石斛、黄连等重点药材，熟悉沉香、西红花、肉苁蓉等药材。其他药材只要求了解其主要性状特征、主要化学成分和主要功效。

目标检测

二维码2-54　目标检测

二维码 2-55　参考答案

实践项目1　植物类细贵药材商品识别

一、技能目标

1. 掌握常用植物类细贵药材性状鉴定的基本方法及鉴别要点。
2. 认识植物类细贵药材的常见混伪品。

二、实践准备

1. 材料准备

常用植物类细贵药材及饮片：人参、林下参、朝鲜红参、西洋参、三七、川贝母、天麻、石斛（枫斗）、黄连、沉香、西红花、肉苁蓉、何首乌、黄芪、肉桂、杜仲、龙眼肉、枸杞子、山茱萸、薏苡仁、党参、黄精、重楼、覆盆子等药材商品。均要求药材完整，特征明显。

2. 场地准备

药材经营单位、药材专业市场或中药博物馆。

3. 实践分组

要求每2人一组。

三、实践内容

1. 常用植物类细贵药材的识别训练及鉴别要点归纳

（1）人参　状如人形，具"芦头""芦碗""芋"。断面皮部有黄棕色的点状树脂道及放射状裂隙。具有特异的"参味"。

（2）林下参　芦长碗密，支根多为2～3条，须根少而细长，清晰不乱，有较明显的疣状突起。

（3）朝鲜红参　半透明，红棕色，具"黄马褂"。断面平坦，角质样。

（4）西洋参　主根长短不一，一般无芦头。体重，质坚实。断面略显粉性，皮部可见黄棕色点状树脂道。气微而特异，味微苦、甘。

（5）三七　顶端有茎痕，周围有瘤状突起，具"铁皮"或"铜皮"。体重，质坚实。气微，味苦回甜。

（6）川贝母　松贝具"怀中抱月"；青贝外层鳞叶2瓣，大小相近，相对抱合，顶部开裂；炉贝长圆锥形，具"虎皮斑"。

（7）天麻　具"鹦哥嘴"（冬麻）"点轮环""凹肚脐"。断面"起镜面"。

（8）石斛（枫斗）　石斛一般呈类圆柱形或类圆锥形等，节明显，表面黄色或黄绿色，嚼之有黏性。铁皮枫斗呈螺旋形或弹簧状，嚼之黏性大，渣少。

（9）黄连　味连多分枝，形如鸡爪；雅连单枝，"过桥"长；云连蝎尾状。断面木部鲜黄色，味极苦。

（10）沉香　呈盔帽状，具刀削痕和黑褐色树脂。气芳香。

（11）西红花　呈线型，三分枝，暗红色，顶端边缘显不整齐的齿状。浸水中，可见橙黄色呈直线下降，并逐渐扩散，水被染成黄色，无沉淀。

（12）肉苁蓉　表面密被覆瓦状排列的肉质鳞叶。断面有淡棕色点状维管束。气微，味甜、微苦。

（13）何首乌　断面具"云锦花纹"，粉性。制首乌黑色。

（14）黄芪　质硬而韧。断面具"金井玉栏"。嚼之微有豆腥味。

（15）肉桂　断面颗粒状，内外层间有一条黄棕色的线纹（石细胞环带）。气香浓烈，味甜辣。

（16）杜仲　折断面有细密、银白色、富弹性的胶丝。

（17）龙眼肉　不规则薄片。质柔韧而微有黏性。味甜。

（18）枸杞子　呈纺锤形或椭圆形，红色或暗红色。味甜。

（19）山茱萸　片状或囊状，紫红色至紫黑色。质柔软。味酸、涩、微苦。

（20）薏苡仁　呈宽卵形或长椭圆形，乳白色，腹面有1条较宽而深的纵沟。

（21）党参　呈圆柱形，根头部具"狮子盘头"，根头下有致密的环状横纹，断面有裂隙及菊花心。味微甜。

（22）黄精　根茎呈结节块状，表面淡黄色至黄棕色，结节上侧茎痕呈圆盘状。质硬而韧。断面角质。气微，味甘，嚼之有黏性。

（23）重楼　呈结节状扁圆柱形，密具层状突起的粗环纹，结节明显，结节上具椭圆形凹陷茎痕。质坚实。断面粉性或角质。气微，味微苦、麻。

（24）覆盆子　聚合果，由多数小核果聚合而成，顶端钝圆，基部中心凹入。小果呈半月形，背面密被灰白色茸毛。体轻，质硬。气微，味微酸涩。

2. 易混药材的性状鉴别

（1）人参与林下参　注意观察比较二者的芦头、芦碗、支根、须根。

（2）人参与西洋参　注意观察比较二者的芦头、芦碗、外表横环纹、气味。

（3）川贝母与薏苡仁　注意观察比较二者的外表特征。

（4）铁皮石斛与其他类石斛　注意观察比较各品种的形状、外表颜色、断面、气味。

（5）红花与西红花　注意观察比较二者的颜色、水试特征。

3. 植物类细贵药材常见伪品与正品的性状鉴定及比较

人参（林下参、朝鲜红参）、西洋参、三七、川贝母、天麻、石斛（枫斗）、山茱萸、沉香、西红花、肉苁蓉的常见伪品及鉴别。

四、植物类细贵药材鉴别中常用的经验鉴别术语

① 芦头、芦碗：根类药材的根茎部分，习称"芦头"；芦头上凹陷如碗状的茎痕，习称

"芦碗"。

② 圆芦、堆花芦、马牙芦：山参芦头有时形成二节芦或三节芦，靠近主根的一段芦头，芦碗消失而较为光滑，呈圆柱状，习称"圆芦"；中部芦碗密集如堆花状为"堆花芦"；上部新近形成的芦碗粗深状若马牙为"马牙芦"。具圆芦、堆花芦、马牙芦者称"三节芦"；具圆芦和马牙或圆芦和堆花芦者称为"二节芦"。若芦头长，芦碗间距较疏，宛如竹节，习称"竹节芦"；若芦头长细，圆芦略带弯曲，形似大雁的颈脖，习称"雁脖芦"。

③ 枣核艼：人参芦头旁生较细的不定根，药工习称"艼"。野生人参的不定根呈纺锤状，称为"枣核艼"。

④ 铁线纹：野山人参的主根粗短，其外皮细致光滑，上有许多明显细密的环纹，尤其在肩部更为密集，习称"铁线纹"，也称"肩纹"。

⑤ 横灵体与顺直体：均指山参的形态。山参主根肥大且短粗者，习称"横灵体"；而参体长且腿长者，称"顺直体"。

⑥ 珍珠点：通常指野生人参的参须上生有点状小疙瘩，习称"珍珠点"。

⑦ 黄马褂：红参表面偶有不透明的暗黄褐色斑块，习称"黄马褂"。

⑧ 铁皮、铜皮：三七外皮青黑色者称为"铁皮"，黄色、紫褐色者称为"铜皮"。

⑨ 怀中抱月：川贝母（松贝）两片鳞叶，大小悬殊，大瓣紧抱小瓣，未抱合部分呈新月形，习称"怀中抱月"。

⑩ 鹦哥嘴：天麻（冬麻）块茎顶端红棕色干枯的芽苞，习称"鹦哥嘴"。

⑪ 凹肚脐：天麻末端有自母麻脱落后留下的圆脐形疤痕，习称"凹肚脐"。

⑫ 点轮环：天麻表面具多轮由潜伏芽排列而成的点状横环纹，习称"点轮环"。

⑬ 起镜面：天麻断面平坦，黄白或淡棕色，角质样，习称"起镜面"。

⑭ 凤尾：石斛属多种植物的茎经特殊加工而成耳环石斛，因其茎末梢细，特称为"凤尾"。

⑮ 龙头：铁皮石斛的茎经特殊加工制成的耳环石斛，其一端基部留下的短须根，称为"龙头"。

⑯ 鸡爪连：味连根茎多簇状分枝，弯曲互抱，形似鸡爪状，习称"鸡爪连"。

⑰ 过桥：黄连根茎中段常有细长圆柱状的节间，光滑，习称"过桥"。

⑱ 云锦花纹：何首乌断面皮部有 4～11 个类圆形异型维管束环列，形成云锦样花纹，习称"云锦花纹"，简称"云锦纹"。

⑲ 金井玉栏：某些根类药材断面形成层成环，将木部和皮部分成内外两部分，如皮部呈黄白色、木部呈淡黄色，药工常称之为"金井玉栏"，如黄芪、桔梗等。

⑳ 狮子盘头：党参根头部稍膨大，有多个疣状突起的茎痕和芽痕，习称"狮子盘头"。

㉑ 角质：一些含较多淀粉或其他多糖类的药材，经蒸煮等加工后，淀粉及多糖糊化，干燥后所呈现的半透明光亮形态，尤以断面更加显著，称为"角质"，如天麻。

㉒ 板片状：从粗大树干剥下的树皮，多呈宽大厚片状，干燥后不易收缩卷曲，呈板状或片状，如杜仲。

㉓ 油性：将富含脂肪油的种子、果实类药材或含挥发油的药材特性，称为"油性"，如肉桂等。常用指甲刻划或取断面观察油性的大小，作为质量优劣的标志之一。

五、注意事项

1. 提前与当地药材经营单位、药材仓库或药材专业市场做好实训场地联系。

2. 提前向学生提供常用植物类细贵药材品种清单。

3. 做好实践时间、品种轮转、指导教师及交通等安排。

六、实践后思考及体会

1. 常见植物类细贵药材代表的经营品种有哪些? 如何鉴定?

2. 如何区别人参与林下参、人参与西洋参、川贝母与薏苡仁、铁皮石斛与其他类石斛、红花与西红花?

3. 列表简要比较川贝母、黄连的商品来源及性状鉴别特征。

4. 相互交流药材识别经验。

第三单元
动物类细贵药材鉴定 ▶▶▶

学习目标

[学习目的]

本单元主要运用生药学、中药鉴定学课程所学的基础知识，重点学习一些常用动物类细贵药材的鉴定知识、鉴定技术和鉴定方法，使学生在今后的工作中能鉴别药材真伪、清除混杂品种，从而对制药企业、药材流通领域和临床合理用药起到安全有效的保障作用。

[知识要求]

1. 掌握重点品种的来源、药材鉴定、规格标准。

2. 熟悉重点品种的使用注意事项、保存条件。

3. 了解重点品种的采收加工、用途、用法等。

4. 了解其他药材的来源、药材鉴定、规格标准、保存条件。

[能力要求]

1. 熟练掌握性状鉴定、显微鉴定、理化鉴定等鉴别方法，准确鉴别动物类细贵药材。

2. 学会运用教材和所学知识鉴定动物类细贵药材。

麝　香
MOSCHUS

麝香是名贵中药，又是高级香料，属动物性天然香料之一，又名当门子、脐香、麝脐香、四味臭、臭子、腊子、香脐子。

【来源】为鹿科动物林麝（*Moschus berezovskii* Flerov）、马麝（*Moschus sifanicus* Przewalski）或原麝（*Moschus moschiferus* Linnaeus）成熟雄体香囊中的干燥分泌物。对于野麝，多在冬季至次春猎取，猎获后，割取香囊，阴干，习称"毛壳麝香"；剖开香囊，除去囊壳，习称"麝香仁"。对于家麝，直接从其香囊中取出麝香仁，阴干或用干燥器密闭干燥。

【产地】主产于西藏、四川及云南，陕西、甘肃、青海、新疆、内蒙古及东北地区亦产，四川省马尔康、陕西省镇平、安徽省佛子岭等养麝场均已进行家养繁殖。

二维码 3-1
麝动物图片

【采收加工】麝在 3 岁以后产香最多，每年 8～9 月为泌香盛期，10月至翌年 2 月泌香较少。传统取香分猎麝取香和活麝取香两种。现多为活麝取香，是在人工饲养条件下进行的，每年可根据麝香成熟情况，在 3～4 月和 7～8 月各取香 1 次。活体取香后，能继续饲养繁殖，并能再生麝香，且产量较野生的高。目前，普遍采用快速取香法，即将麝直接固定在抓麝者的腿上，略剪去覆盖着香囊口的毛，用酒精消毒，用挖勺伸入囊内徐徐转动，再向外抽出，挖出麝香。取香后，除去杂质，放在干燥器内，干后，置棕色密闭的小玻璃容器里保存，防止受潮发霉。

【性状鉴定】

（1）毛壳麝香　为扁圆形或类椭圆形的囊状体，直径 3～7cm，厚 2～4cm。开口面呈皮革质，棕褐色，略平，密生白色或灰棕色短毛，从两侧围绕中心排列，中间有 1 小囊孔；另一面为棕褐色略带紫色的皮膜，微皱缩，偶显肌肉纤维，略有弹性，剖开后可见中层皮膜呈棕褐色或灰褐色、半透明，内层皮膜呈棕色，内含颗粒状、粉末状的麝香仁和少量细毛及脱落的内层皮膜（习称"银皮"）。

二维码 3-2
麝香药材

（2）麝香仁　取自野生麝的麝香仁质软、油润、疏松，其中不规则圆球形或颗粒状者习称"当门子"，表面多呈紫黑色，油润光亮，微有麻纹，断面深棕色或黄棕色；粉末状者多呈棕褐色或黄棕色，并有少量脱落的内层皮膜和细毛。取自家养麝的麝香仁呈颗粒状、短条形或不规则的团块，表面不平，紫黑色或深棕色，显油性，微有光泽，并有少量毛和脱落的内层皮膜。气香浓烈而特异，味微辣、微苦带咸。

知识链接　麝香的传统经验鉴别

1. 取毛壳麝香，用特制槽针从囊孔插入，转动槽针，撮取麝香仁，立即检视，槽内的麝香仁应有逐渐膨胀高出槽面的现象，习称"冒槽"。麝香仁油润，颗粒疏松，无锐角，香气浓烈，不应有纤维等异物或异常气味。

2. 取麝香仁粉末少量，置掌中，加水润湿，手搓之能成团，再用手指轻揉即散，不应粘手、染手、顶指或结块。

【显微鉴定】取麝香仁粉末用水合氯醛装片观察，呈淡黄色或淡棕色团块，由不定形颗粒状物集成，半透明或透明。团块中包埋或散在方形、柱形、八面体或不规则的晶体。并可见圆形油滴。偶见毛及脱落的内层皮膜组织，无色或淡黄色，半透明，有纵皱纹（如图 3-1所示）。

【规格标准】麝香分毛壳和净香两种规格，不分等级。以"当门子"多、颗粒色紫黑、粉末色棕褐、质柔润、香气浓烈者为佳。

（1）毛壳规格标准　统货，干货。呈球形或扁圆形，囊壳完整，剪净革质盖皮周围的边皮，面皮呈灰褐色，囊口周围有灰白色及棕褐色的短毛。内囊皮膜质，无毛，棕褐色。内有

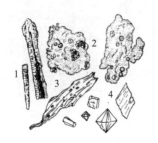

图 3-1　麝香仁粉末

1—麝毛；2—分泌物团块；

3—表皮组织碎片；4—晶体

饱满柔软的香仁和粉末。质油润。囊内间有少许细柔毛及彩色膜皮。香气特异、浓厚，味微苦辛。无杂质、霉变。

（2）净香规格标准　统货，干货。为去净外壳的净麝香。有颗粒状香仁和粉末。香仁表面光滑，油润，呈黑褐色。断面黑红色。粉末呈棕黄色、紫红色或棕褐色，间有薄皮膜，俗称"银皮"。香气浓厚，味微苦辛。无杂质、霉变。

【化学成分】含麝香酮（$C_{16}H_{30}O$，约 0.9%～3%）及少量降麝香酮、麝香醇、5-顺式环十五烯酮等，均是大分子环酮，具特异强烈香气。尚含 15 种雄甾烷衍生物与胆固醇、麝香吡啶、胆固醇酯、蛋白质、氨基酸、脂肪、卵磷脂、尿囊素及无机盐等。

知识链接 **人工麝香**

根据天然麝香的分析研究结果，以合成麝香酮（*dl*-muscone）为主要原料，按规定比例与其他物质配制而成，目前已有产品销售。经药理试验、理化分析、临床试用证明，人工麝香与天然麝香的性质和作用相似，但尚不能完全取代天然麝香。本品为片剂、气雾剂，具有芳香开窍、通经络、消肿止痛等作用，能扩张冠状动脉，其抗心绞痛作用与硝酸甘油近似。

【理化鉴定】

（1）取麝香仁少量，撒于炽热坩埚中灼烧，初则迸裂，随即熔化膨胀起泡似珠，香气浓烈四溢，灰化后呈白色或灰白色残渣，无毛、肉焦臭，无火焰或火星出现。

（2）将麝香粉末加五氯化锑共研，香气消失；再加氨水少许共研，香气恢复。

知识拓展

1. 灵猫香

灵猫香为灵猫科动物大灵猫及小灵猫香囊中成熟腺细胞的分泌物，为蜂蜜样的稠厚液，呈白色或黄白色，存放日久则色泽渐变，由黄色最终变成褐色，呈软膏状，具类似麝香气。雌雄灵猫均产香，雄性产香量比雌性产香量高。

2. 麝鼠香

麝鼠香为田鼠科动物麝鼠的雄性个体香囊中的分泌物，具有类似麝香的特殊香气，含有与天然麝香相同的麝香酮、降麝香酮、5-顺式环十五烯酮等大环化合物。麝鼠原产于北美洲，其香也称"美国麝香"。

【炮制】毛壳麝香除去囊壳，取出香仁，除去杂质，用时研碎。

【功效应用】开窍醒神，活血通经，消肿止痛。用于热病神昏、中风痰厥、气郁暴厥、中恶昏迷、经闭、癥瘕、难产死胎、心腹暴痛、痈肿瘰疬、咽喉肿痛、跌扑伤痛、痹痛麻木。用法与用量：入丸散，0.03～0.1g；外用适量。不宜入煎剂。孕妇禁用。

【贮藏】密闭，置阴凉干燥处，遮光，防潮，防蛀。

二维码 3-3
麝香实例解析

鹿 茸
CERVI CORNU PANTOTRICHUM

鹿茸始载于《神农本草经》，被列为中品。又名黄毛茸、青毛茸，为常用的补阳药。

【来源】为鹿科动物梅花鹿（*Cervus nippon* Temminck）或马鹿（*Cervus elaphus* Linnaeus）的雄鹿未骨化密生茸毛的幼角。前者习称"花鹿茸"，后者习称"马鹿茸"。夏、秋二季锯取鹿茸，经加工后，阴干或烘干。

二维码 3-4
梅花鹿和马鹿

【产地】花鹿茸主产于吉林、辽宁、河北等省，现江苏、四川等省亦产，其中以吉林和辽宁产量最大。马鹿茸主产于黑龙江、吉林、内蒙古、新疆、青海、云南、四川、甘肃等省（区），其中东北地区产者称"东马鹿茸"，品质较优；西北地区产者称"西马鹿茸"，品质较次。

【采收加工】茸的采收一般有两种方法：锯茸和砍茸。

（1）锯茸　雄鹿从第三年开始锯茸，每年可采收 1～2 次。每年采收 2 次者，第 1 次在清明后 45～50 天，习称"头茬茸"；第 2 次约在立秋前后，习称"二茬茸"。每年采收 1 次者，约在 7 月下旬。锯时先将鹿保定，然后迅速将茸锯下，伤口敷"七厘散"或"玉真散"，贴上油纸，放回鹿舍。锯下之茸，须立即加工。先洗去茸毛上的不洁物，并挤去一部分血液，将锯口部用线绷紧，缝成网状，再在茸根钉上小钉，缠上麻绳，然后固定于架上，置沸水中反复烫 3～4 次，每次 15～20s，使茸内血液排出，至锯口处冒白沫、嗅之有蛋黄气味为止，全部过程约需 2～3h。然后晾干。次日再烫数次，风干或烤干。烤时悬在烘架上，以 70～80℃之无烟炭火为宜，烤约 2～3h 后，取出晾干再烤，反复烤 2～3 次，至茸皮半干时，再行风干及修整。

（2）砍茸　此法现已少用，适用于生长 6～10 年的老鹿或病鹿、死鹿。老鹿一般在 6～7 月采收。先将鹿头砍下，再将鹿茸连脑盖骨锯下，刮除残肉、筋膜，绷紧脑皮，然后将鹿茸固定于架上，如上法反复用沸水烫，烫的时间较锯茸长，约需 6～8h。烫后掀起脑皮，将脑骨浸煮 1h，彻底挖净筋肉，再用沸水烧烫脑皮至七八成熟时，再阴干及修整。

【性状鉴定】

（1）花鹿茸　呈圆柱状分枝，具一个分枝者习称"二杠"，主枝习称"大挺"，长 17～20cm，锯口直径 4～5cm；离锯口约 1cm 处分出侧枝，习称"门庄"，长 9～15cm，直径较大挺略细；外皮红棕色或棕色，多光润，表面密生红黄色或棕黄色细茸毛，上端较密，下端较疏；分岔间具 1 条灰黑色筋脉，皮茸紧贴；锯口黄白色，外围无骨质，中部密布细孔。具两个分枝者，习称"三岔"，大挺长 23～33cm，直径较二杠细，略呈弓形，微扁，枝端略尖，下部多有纵棱筋及突起疙瘩；皮红黄

二维码 3-5
花鹿茸药材

色，茸毛较稀而粗。体轻。气微腥，味微咸。二茬茸与头茬茸相似，但大挺长而不圆或下粗上细，下部有纵棱筋，皮灰黄色，茸毛较粗糙，锯口外围多已骨化；体较重；无腥气。

（2）马鹿茸　较花鹿茸粗大，分枝较多，侧枝一个者习称"单门"，两个者习称"莲花"，三个者习称"三岔"，四个者习称"四岔"……按产地分为"东马鹿茸"和"西马鹿

茸"。东马鹿茸"单门"大挺长 25～27cm，直径约 3cm，外皮灰黑色，茸毛灰褐色或灰黄色，锯口面外皮较厚、灰黑色，中部密布细孔，质嫩；"莲花"大挺长可达 33cm，下部有棱筋，锯口面蜂窝状小孔稍大；"三岔"皮色深，质较老；"四岔"茸毛粗而稀，大挺下部具棱筋及疙瘩，分枝顶端多无毛，习称"捻头"。西马鹿茸，大挺多不圆，顶端圆扁不一，长 30～100cm；表面有棱，多抽缩干瘪，分枝较长且弯曲，茸毛粗长，灰色或黑灰色；锯口色较深，常见骨质；气腥臭，味咸。

【显微鉴定】 粉末（如图 3-2 所示）：呈淡黄色。表皮角质层表面呈颗粒状，茸毛脱落后的毛窝呈圆洞状。毛茸中部直径 13～50μm，表面由扁平细胞（鳞片）呈覆瓦状排列的毛小皮包围，细胞的游离缘指向毛尖，皮质有棕色色素，髓质断续或无。毛根常与毛囊相连，基部膨大作撕裂状。骨碎片表面有纵纹及点状孔隙，骨陷窝呈类圆形或类梭形，边缘骨小管呈放射状沟纹。横断面可见大的圆形孔洞，边缘凹凸不平。未骨化骨组织表面多具不规则的块状突起物。角化梭形细胞多散在。

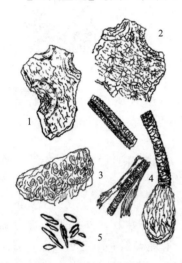

图 3-2 鹿茸粉末

1—表皮角质层；2—骨碎片；

3—未骨化组织碎片；

4—毛茸；5—角化梭形细胞

【规格标准】

1. 花鹿茸

（1）二杠茸

① 一等：干货。体呈圆柱形，具有八字分岔一个，大挺、门庄相称，短粗嫩状，顶头钝圆。皮毛红棕色或棕黄色。锯口黄白色，有蜂窝状细孔，无骨化圈。气微腥，味微咸。不拧嘴（拧嘴指大挺的顶端嘴头，扭曲不正），不抽沟（抽沟指大挺不饱满，抽缩成沟形），不破皮、悬皮、乌皮（乌皮指因受加工影响而使部分皮变成黑色），不存折（存折指内部已折断，而表皮未开裂，但有裂痕），不臭，无虫蛀。

② 二等：干货。不拧嘴，有抽沟、破皮、悬皮、乌皮、存折等现象。虎口以下稍显棱纹。余同一等。

③ 三等：干货。体呈圆柱形，具有八字分岔一个。兼有独挺和怪角。不符合一、二等者，均属此等。不臭，无虫蛀。

（2）三岔锯茸　统货。干货。体呈圆柱形，具两个分枝。

（3）再生茸（二茬茸）　统货。干货。形状与二杠相似，但大挺长而圆或下粗上细，下部有纵棱筋，皮质黄色茸毛粗糙，间有细长的针毛，锯口外围多已骨质化。体较重。气微腥，味微咸。其他同二杠茸。不臭，无虫蛀。

2. 马鹿茸

① 一等：干货。体呈类圆柱形，有分岔。皮毛灰黑色或灰黄色。气微腥，味微咸。枝干粗壮，嘴头饱满。质嫩的三岔茸、莲花茸、人字茸等茸，无骨豆（骨豆指鹿茸下部常有的小小的突起，也称"钉"），不拧嘴，不偏头，不破皮，不发头，不骨折。不臭，无虫蛀。

② 二等：质嫩的四岔茸，有骨豆、破皮、拧嘴、偏头等现象的三岔茸和人字茸等。余同一等。

③ 三等：干货。体呈圆柱形或畸形，有分岔。皮毛灰黑色或灰黄色。不臭、无虫蛀。老五岔、老毛杠和嫩再生茸，有破皮、窜尖（窜尖指茸偏老，大挺顶端破皮窜出瘦小的角尖）等现象。气微腥，味微咸。不符合一、二等者，均属此等。

3. 鹿茸片

（1）蜡片（全蜡片/半蜡片）　干货。蜡片是选择鹿茸的顶尖部位（尖端是全蜡片，其下是半蜡片）切片而成。圆形薄片，切面平滑，全部或部分呈胶质状。表面黄棕色或浅黄色，半透明，显蜡样光泽，外皮无骨质，多可见茸毛，边缘暗棕色，近边缘处有一较深色环。不臭，无虫蛀。气微腥，味微咸。

（2）粉片　干货。粉片是选择鹿茸的中上段（从上至下依次为白粉片、黄粉片、红粉片）切片而成。为横切圆形或类圆形薄片，切面由白色、黄色渐变至淡棕色，中间密布均匀的海绵状孔隙，周围无骨质；边缘具黄褐色环，半透明，角质，可见残留的毛茸。质坚脆。不臭，无虫蛀。气微腥，味微咸。

① 白粉片：断面颜色较白，具海绵状孔隙，蜡圈比较宽。

② 黄粉片：断面颜色微黄，具海绵状孔隙。

③ 红粉片：红粉片是里面有鹿茸血的鹿茸片。外皮平滑，呈红棕色或棕色。横切面淡棕色，有海绵状孔隙。气微腥，味微咸。

（3）砂片　干货。砂片是选择鹿茸的中下段切片而成。片面圆而整齐，不臭，无虫蛀。气微腥，味微咸。

① 红砂片：红砂片片色较深，用手触摸有砂质感，质硬，周围已显骨化。

② 白砂片：白砂片色浅灰黄白，孔眼较粗，外侧质地致密，中心稀或部分脱落。

（4）骨片　干货。骨片是用最近骨端的鹿茸段切片而成。圆形或类圆形厚片。片面粗糙，大部分骨化。不臭，无虫蛀。气微腥，味微咸。

二维码 3-7　鹿茸片

二维码 3-8　鹿茸实例解析

【化学成分】含雌二醇、胆固醇、维生素 A（vitamin A）、雌酮（oestrone）、神经酰胺（ceramide，约 1.25%）、卵磷脂、脑磷脂、糖脂、ATP、硫酸软骨素 A、前列腺素、多糖及多种氨基酸与微量元素。

【炮制】

（1）鹿茸片　取鹿茸，燎去茸毛，刮净，以布带缠绕茸体，自锯口面小孔灌入热白酒，并不断添酒，至润透或灌酒稍蒸，横切薄片，压平，干燥。

（2）鹿茸粉　取鹿茸，燎去茸毛，刮净，劈成碎块，研成细粉。

【功效应用】壮肾阳，益精血，强筋骨，调冲任，托疮毒。用于肾阳不足、精血亏虚所致的阳痿滑精、宫冷不孕、羸瘦、神疲、畏寒、眩晕、耳鸣、耳聋、腰脊冷痛、筋骨痿软、崩漏带下、阴疽不敛。用法与用量：1～2g，研末冲服。

【贮藏】置阴凉干燥处，密闭，防蛀。

1. 鹿角

鹿角为鹿科动物马鹿 (*Cervus elaphus* Linnaeus) 或梅花鹿 (*Cervus nippon* Temminck) 已骨化的角或锯茸后翌年春季脱落的角基,分别习称"马鹿角""梅花鹿角""鹿角脱盘"。多于春季拾取,除去泥沙,风干。温肾阳,强筋骨,行血消肿。用于阳痿遗精、腰脊冷痛、阴疽疮疡、乳痈初起、瘀血肿痛。

2. 鹿角霜

鹿角霜为鹿角去胶质的角块。春、秋二季生产。将骨化鹿角熬去胶质,取出角块,干燥。温肾助阳,收敛止血。用于脾肾阳虚,食少吐泻,白带,遗尿尿频,崩漏下血。用时捣碎,先煎。

二维码 3-9
鹿角及加工品

3. 鹿角胶

鹿角胶为鹿角经水煎熬、浓缩制成的固体胶。温补肝肾,益精养血。用于肝肾不足所致的腰膝酸冷,阳痿遗精,虚劳羸瘦,崩漏下血,便血尿血,阴疽肿痛。烊化兑服。

燕 窝

COLLOCALIAE NIDUS

燕窝,顾名思义,即是燕子的窝。不过它不是普通燕子的窝,而是一种特殊的燕子——金丝燕分泌的唾液凝成的窝。历来有"稀世名药""东方珍品"之美称。现代医学发现,燕窝可促进免疫功能,有延缓人体衰老、延年益寿的功效。

【来源】为雨燕科动物金丝燕 (*Collocalia esculenta* L.) 和同属多种燕类的唾液并带有少量羽绒毛等混合凝结所筑成的干燥巢窝。

【产地】主产于印度尼西亚、泰国;我国海南省有产。春、秋二季采收。第一次春巢称"白燕窝",第二次巢混有较多羽毛,称"毛燕窝",窝角称"燕根"。中国产燕窝之地有三:广东省肇庆市怀集县燕岩、云南省红河州建水县燕子洞、海南省大洲岛(已封岛保护)。

【采收加工】在小金丝燕飞离巢后的空巢期,也就是在每年的 2 月、6 月、10 月才开始采收,且在采收每个燕窝之前都要先确定小金丝燕已飞离,采收工人才架设楼梯爬上采收。采收工人会先以冷开水将整个燕窝喷湿,再以小铲子将燕窝取下。刚采收的燕窝,因之前喷过水,需先分类晾干,以利保存,待日后分批慢慢清理。刚采收的燕窝上面多少都会附有燕子羽毛、碎蛋壳及细砂杂质,我们一般称它为原燕,清理原燕时须在恒温、恒湿、无尘的环境中进行,将燕窝以冷开水浸湿清洗几次,然后用布盖上约 30min 使其软化,再用不锈钢的小夹子仔细地夹除异物,待异物处理完成后,尽量保持其原有的形状,分类成大小片的燕盏、燕条、燕角和燕碎,置于恒温、恒湿、无尘的干燥室中干燥杀菌,经过检验之后再进行包装。其中燕盏是整只个大质优的燕窝经除杂保留原有形状而成,价格特别昂贵。

燕窝按做窝的环境可分为洞燕、屋燕两大类；按颜色可分为黄燕和白燕；按形状可以分为燕盏、燕块、燕条、燕丝、燕碎、燕球、燕饼等。

金丝燕第一次筑的巢完全是靠它们喉部分泌出来的大量黏液逐渐凝结而成的，质地纯洁，一毛不附，这种燕窝的质量最佳，是燕窝中的上品。在封建社会，燕窝常常被选出来作为进献的贡品，因此取名"官燕"。采燕窝的人抓住时机把燕窝采走后，金丝燕不得不第二次做巢，这时临产卵期较近，金丝燕体态丰满，喉部胶状物较多，所筑之巢比较肥大，但因时间紧迫它们衔来羽毛、小草等与喉部胶状物混合

二维码 3-10
毛燕窝

一起再次筑巢，筑得比较粗糙，含有杂质较多，营养成分也差了，此时采收的燕窝称为"毛燕窝"。

【性状鉴定】呈不整齐的半月形，长 5～10cm，宽 3～5cm，凹陷成兜状，附岩石的一面较平。外面微隆起，稍凹凸不平；内面粗糙，呈丝瓜络样。白燕窝呈类白色，微黏附绒羽，燕根黄白色，多角状，长 1～1.5cm；毛燕窝呈灰黑色，有大量黏结的灰黑色绒羽，燕根红棕色。质硬而脆。气微腥，味微咸。水浸泡后柔软而膨大。以色白、洁净者为佳。

二维码 3-11
燕窝药材

课堂互动　仔细观察燕窝的标本或药材图。

【显微鉴定】粉末呈类白色或浅棕色。为不规则形的透明片块，具光泽。表面具细密的平行纹理，有的还可见交叉的横向条纹。

【规格标准】仅作参考。

① 特等白燕：盏形完整饱满、色泽白皙、晶莹剔透，为金丝燕第一次筑的窝。

② 一等白燕：盏形较完整、比较饱满、色泽洁白、晶莹剔透。

③ 二等白燕：盏形不太完整、有少许裂缝、比较饱满、色泽较白。

④ 一等白燕条：白燕盏采摘或运输中压碎形成的较大条块。

⑤ 二等白燕条：白燕盏采摘或运输中压碎形成的较小条块。

⑥ 三角白燕：金丝燕将巢筑在墙角形成的三角形的白色燕盏。

⑦ 白燕角：金丝燕筑巢时与墙壁的根基黏合部分，口感香浓。

⑧ 白燕网：由燕窝中间支撑蛋及小燕的纤细网状物，口感细腻润滑。

⑨ 白碎燕：白燕盏采摘或运输中压碎形成的细小燕碎。

⑩ 带毛白燕：盏形较完整、比较饱满、燕盏中带有些许燕毛。

⑪ 洞白燕：山洞中采摘、盏形较完整、不太饱满、色泽较黄，较难浸发。

【化学成分】含多种氨基酸，另外还含微量脂肪、磷、硫、钙、钾、氨基己糖及类黏蛋白物质。

【炮制】取原药材，除去杂质。

【功效应用】养阴润燥，益气补中。用于虚损劳疾、咳嗽痰喘、咯血吐血、反胃噎膈。用法与用量：4.5～9g。民间食用时常将燕窝浸发后挑去少量附着小羽毛之后再以清水洗净，可配银耳、冰糖等隔水炖或用文火炖煮即可。

【贮藏】置干燥处，密闭。也可装入双层塑料袋密封，放在冰箱冷冻保存。燕窝不宜在阳光下暴晒。

二维码 3-12
燕窝实例解析

牛 黄
BOVIS CALCULUS

牛黄，《神农本草经》将其列为上品之药，千百年来一直是许多名贵中成药的重要原料之一。

【来源】为牛科动物牛（*Bos taurus domesticus* Gmelin）的干燥胆结石。

【产地】主产于北京、内蒙古包头和呼和浩特、河北、天津、新疆、青海、西藏、河南、甘肃、陕西等省（区、市），以西北地区、西南地区、东北地区等产量较大。国外主产于印度、加拿大、阿根廷、乌拉圭等国家。

【采收加工】全年均可收集。宰牛时注意检查胆囊、胆管及肝管，如有结石，立即取出，除净附着的薄膜，用灯心草或棉花等包上，外用毛边纸或纱布包好，置阴凉处，至半干时用线扎好，以防裂开。阴干。胆囊结石习称"蛋黄"或"胆黄"，肝管及胆管结石习称"管黄"。

【性状鉴定】

（1）胆黄　本品多呈卵形、类球形、三角形或四方形，大小不一，直径 0.6～4.5cm。表面黄红色至棕黄色，有的表面挂有一层黑色光亮的薄膜，习称"乌金衣"；有的粗糙，具疣状突起；有的具龟裂纹。体轻，质酥脆，易分层剥落。断面金黄色，可见细密的同心层纹，有的夹有白心。气清香，味苦而后甘，有清凉感，嚼之易碎，不粘牙。

（2）管黄　呈管状，表面不平或有横曲纹，或为破碎小片，长约3cm，直径 1～1.5cm。表面红棕色或棕褐色，有裂纹及小突起。断面有较少的层纹，有时中空，色较深。

二维码 3-13
牛黄药材
（天然牛黄）

炮制品为粒度均匀、金黄色至棕黄色的粉末，细腻而稍有光泽。

> **课堂互动**　观察牛黄的药材标本或药材图。

【显微鉴定】　天然牛黄粉末（如图 3-3 所示）：以 50％甘油酒精溶液 1 滴加于载玻片上，取少量牛黄粉末放入，并用细玻棒调匀，盖上盖玻片。置显微镜下观察，可见大小不等的不规则团状物，大的团块呈云朵状、絮状或破碎的泥块状，直径可达100μm 左右，呈棕褐色至褐黑色，不透明或边缘微透明；小块呈不规则形或类圆形，最小的直径仅数微米，淡

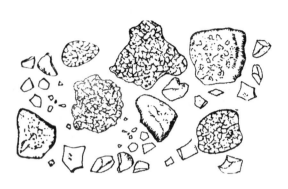

图 3-3　天然牛黄粉末

黄棕色或棕色，半透明。

【规格标准】按产地不同分为京牛黄（主产于北京周边、华北地区）、东牛黄（主产于东北地区）、西牛黄（主产于西北地区）、金山牛黄（主产于加拿大、阿根廷等地）、印度牛黄（主产于印度），按其出处与形状不同又分为胆黄与管黄两种，以胆黄质量为佳。

①　一等：干货。牛的胆结石呈卵形、类球形或三角形。表面金黄色或黄褐色，有光泽。质松脆。断面棕黄色或金黄色，有自然形成层。气清香，味微苦后甜。大小块不分，间有碎块。无管黄、杂质、霉变。

②　二等：干货。牛的胆结石呈管状（管黄）或胆汁渗入的各种块黄。表面黄褐色或棕褐色。断面棕褐色，有自然形成层。气清香，味微苦。无杂质、霉变。

知识拓展

1. 人工牛黄

本品由牛胆粉、胆酸、猪去氧胆酸、牛磺酸、胆红素、胆固醇、微量元素等制成。主产于天津及北京，销往全国各地。本品为黄色疏松粉末，味苦，微甘。

2. 体外培育牛黄

本品以牛科动物牛（*Bos taurus domesticus* Gmelin）的新鲜胆汁作母液，加入去氧胆酸、胆酸、复合胆红素钙等制成。本品呈球形或类球形，直径 0.5～3cm。表面光滑，呈黄红色至棕黄色。体轻，质松脆。断面有同心层纹。气香，味苦而后甘，有清凉感，嚼之易碎，不粘牙。

也有以外科手术在牛胆囊内埋入异物，使之产生牛黄，习称"活体植核培育牛黄"。

【化学成分】主要含胆酸（$C_{24}H_{40}O_5$）、胆红素（$C_{33}H_{36}N_4O_6$）以及胆固醇、卵磷脂等。2015 年版《中国药典》规定：本品按干燥品计算，含胆酸不得少于 4.0%；含胆红素不得少于 25.0%。

【理化鉴定】

（1）染甲法　取本品粉末少量涂抹在用水湿润的指甲上，指甲立即被染成黄色，经久不退，习称"挂甲"或"透甲"。一般来说，将有些水分的牛黄颗粒在白纸或砂玻板上擦几下，同样会出现淡黄色的痕迹，这种颜色不一定很深，但能较长时间地保留不变，故有"遇水摩擦黄三分"的说法。

（2）针刺法　用烧红的针刺入本品药材中使其分裂，裂片呈层状，质细密酥脆，内心有白点，气清香。

（3）水检法　取本品少许投入清水中，可见其吸水变湿而不变形；如将其煮沸后静置，则全部溶化，水呈黄棕色、浑浊、无沉淀和杂物。人工牛黄煮沸后水呈黄色而浑浊，静置片刻即沉淀，水变回原色。

（4）手试法　牛黄质地疏松，比一般同体积的物品要轻些。不管是泥团还是常见的伪品，一般都比牛黄重，故有"牛黄上手轻三分"的说法。牛黄的摩氏硬度在 $1\sim2$ 左右，很容易被捏碎，如捏不碎者，一般应视为伪品。也有"用手捏牛黄碎三分"的说法。

（5）口尝法　将少许牛黄放在舌尖，有一股凉气扩散到舌心至舌根，味微苦而甘甜，没有其他腥膻杂味，嚼之似泥而没有渣杂，唾液可被染成淡黄色。伪品多味苦而难嚼碎，有时有滑腻感。

（6）醋酸试法　取一干燥洁净试管，放入牛黄粉末（成块稍加压碎），加入 2mL 醋酸，加热至沸，溶液即显淡绿色至深绿色。品质好的牛黄液体呈深绿色而清澈；品质次的呈绿色至稍呈黑色而浑浊。人工牛黄呈淡绿色或青绿色。伪品牛黄多为黄色或茶红色。

二维码 3-14
牛黄实例解析

【炮制】取原药材，研成最细粉。

【功效应用】清心，豁痰，开窍，凉肝，息风，解毒。用于热病神昏、中风痰迷、惊痫抽搐、癫痫发狂、咽喉肿痛、口舌生疮、痈肿疔疮。用法与用量：$0.15\sim0.35g$，多入丸、散用；外用适量，研末敷患处。孕妇慎用。偶有轻度消化道不适。

【贮藏】遮光，密闭，置阴凉干燥处，防潮，防压。不宜冷存，以免变黑失效。

哈蟆油

RANAE OVIDUCTUS

哈蟆油又名哈士蟆油、田鸡油、林蛙油等，为东北特产之一，是我国著名的集药用、滋补和美容于一体的佳品。

【来源】为蛙科动物中国林蛙（*Rana temporaria chensinensis* David）雌蛙的输卵管，经采制干燥而得。

【产地】我国东北地区多有生产，但以吉林长白山地区所产品质最佳，此地所产的林蛙才是中国林蛙，这是一个地理标志性种属。有些东北地区的其他省产的林蛙，其林蛙油的纯度和长白山的林蛙油相差很大，主要是在水发后的颜色和发泡倍数上有区别，当然疗效也有区别。

【采收加工】$9\sim10$ 月捕捉。过迟则油少，春季甩籽时则无油。以 3 龄蛙最好（体长 6.5cm 以上、鲜重 24g 以上）。将捕捉到的中国林蛙的雌蛙用绳穿过眼、鼻、颈部位，悬挂于通风阴凉处阴干成哈士蟆干。剥油时先将原哈士蟆干用热水浸泡 $1\sim2$min，立即装入麻袋内闷一夜，待皮肉回润后剖开腹部，取出输卵管（俗称"油"），同时除去黑子（卵细胞），放在通风处阴干，即为哈蟆油。

【性状鉴定】本品呈不规则块状，弯曲而重叠（如图3-4所示），长1.5～2cm，厚1.5～5mm。表面黄白色，呈脂肪样光泽，偶有灰白色薄膜状干皮。摸之有滑腻感，在温水中浸泡体积可膨胀10～15倍。气腥，味微甘，嚼之有黏滑感。

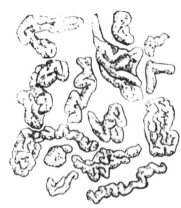

二维码 3-15
哈蟆油药材

【显微鉴定】哈蟆油加碘酒染色后，在显微镜下显金黄色。

（1）横切面观　呈卵圆形或阔卵形。小叶长条形，长约2000μm，直径约150μm。内壁腺上皮细胞类圆形，数个为一组，切向排成一列，长径约40μm，短径约15μm。管腔为三角形或四棱形。角端延伸呈狭缝状或呈分枝状。

（2）表面观　小叶多角形，长径约120～250μm，短径约70～200μm。腺体细胞6～8个，呈放射状排列在小叶内；腺体细胞肥大，椭圆形，排列整齐。细胞壁明显，小叶间毛细血管可见，细胞核椭圆形。

【规格标准】

① 一等品：黄白色，大块整齐，有光泽，不带皮膜，无血筋及卵子等其他杂物，干而不湿。

② 二等品：色黄不黑，皮膜及其他杂物不超过1％。

③ 三等品：外表颜色较深，筋皮、卵子及其他杂物不超过5％。

图3-4　哈蟆油外形图

④ 四等品：凡不符合一、二、三等者均属四等，但杂物不得超过10％。

【化学成分】含有丰富的蛋白质、脂肪、多种维生素和激素，其中蛋白质含量约为51.1％～52.6％。富含三种性激素，即雌二醇、睾酮、孕酮。现代药理研究发现，哈蟆油有降低血脂、畅通血脉、修复血管等作用。

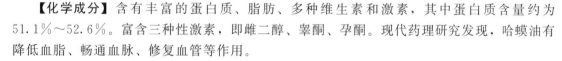

> **知识拓展**　**哈蟆油的膨胀度检查**
>
> 　　取本品，破碎成直径约3mm的碎块，于80℃干燥4h，称取0.2g，照膨胀度测定法（药典法）测定，开始6h每小时振摇一次，然后静置18h，倾去水液，读取样品膨胀后的体积，计算，即得。
>
> 　　本品的膨胀度不得低于55。

二维码 3-16
哈蟆油的膨胀度

【炮制】取原药材，除去卵块、薄膜状干皮等杂质。

【功效应用】补肾益精，养阴润肺。用于阴虚体弱、神疲乏力、心悸失眠、盗汗不止、痨嗽咳血。用水浸泡，炖服，或做丸剂服。

【贮藏】置通风干燥处，防潮，防蛀。

二维码 3-17
哈蟆油实例解析

阿 胶

ASINI CORII COLLA

阿胶因产于山东省东阿县而得名，为山东省名优特产，《神农本草经》将其列为上品，为滋阴补血、止血安胎之要药，被誉为"妇科之圣品"。

【来源】为马科动物驴（*Equus asinus* L.）的干燥皮或鲜皮经煎煮、浓缩制成的固体胶。

【产地】主产于山东、河南省。以山东省东阿县所产者最为著名。

【采收加工】将驴皮漂泡去毛，切块洗净，分次水煎，滤过，合并滤液，浓缩（可分别加入适量的黄酒、冰糖和豆油）至稠膏状，冷凝，切块，晾干，即得。

【性状鉴定】本品呈长方形块、方形块或丁状。黑褐色，有光泽。质硬而脆。断面光亮，碎片对光照视呈棕色半透明状。气微，味微甘。

以乌黑、光亮、透明、无腥臭气、经夏不软者为佳。

二维码 3-18
阿胶药材

课堂互动 观察不同商品阿胶，注意性状鉴定特征。

【化学成分】主要是胶原蛋白及其水解产物。水解生成的氨基酸有赖氨酸、精氨酸、组氨酸等。现代药理研究表明，阿胶有明显的补血作用，疗效优于铁剂。

二维码 3-19
真假阿胶实例解析

【炮制】

（1）阿胶珠 取阿胶，烘软，切成 1cm 左右的丁；取蛤粉，置热锅中翻动，待其滑利，投入阿胶丁，炒至全体鼓起、呈圆球形、内无溏心时，取出，筛去蛤粉，摊凉。

（2）蒲黄阿胶珠 取阿胶，烘软，切成 1cm 左右的丁；取蒲黄，置热锅中翻动，待其滑利，投入阿胶丁，炒至全体鼓起、呈圆球形、内无溏心时，取出，筛去蒲黄，摊凉。

2. 蒲黄阿胶珠

外表面棕黄色，附有深黄色粉末。

二维码 3-20
阿胶炮制品（阿胶珠）

【功效应用】补血滋阴，润燥，止血。用于血虚萎黄、眩晕心悸、肌痿无力、心烦不眠、虚风内动、肺燥咳嗽、劳嗽咯血、吐血尿血、便血崩漏、妊娠胎漏。用法与用量：烊化兑服，3～9g。市场上现有阿胶糕、阿胶浆口服液等产品，方便服用。

【贮藏】置干燥处，防潮，防压。

珍　珠
MARGARITA

珍珠自古以来就作为高贵的装饰品和名贵的中药材。人工育珠的推广，使得珍珠及其产品已褪去奢华的外衣，进入寻常百姓家。

【来源】为珍珠贝科动物马氏珍珠贝［*Pteria martensii*（Dunker）］、蚌科动物三角帆蚌［*Hyriopsis cumingii*（Lea）］或褶纹冠蚌［*Cristaria plicata*（Leach）］等双壳类动物贝壳内外套膜受刺激所产生的分泌物层叠而成的颗粒状物。前者所产珍珠称海水珍珠，后二者所产珍珠称淡水珍珠。

【产地】珍珠主产于广西合浦（海水珍珠），浙江诸暨山下湖（淡水珍珠），江苏渭塘，湖南洞庭湖，黑龙江庆安，安徽宣城、南陵、当涂，台湾省等。

【采收加工】天然珍珠全年可采，通常以 12 月较多；淡水养殖珍珠以养殖 2～3 年者为佳，秋末后采收，从海中捞取珍珠贝后，剖取出珍珠。将剖取的珍珠洗净，干燥。

知识链接　珍珠是贝类自我保护形成的产物

1. 天然珍珠

当珍珠贝和蚌在水中生长时，在一定的刺激下，刺激点附近的外套膜上分泌珍珠质的外套膜上皮组织急剧裂殖，逐渐包围刺激原，然后形成完整的珍珠囊，以刺激为中心，外套膜不断分泌珍珠质，渐次一层层地包围，逐渐形成珍珠。

2. 人工养殖珍珠

根据珍珠自然形成的原理，我国先后在海水、淡水中养珠成功，其养殖方法分植核法和植皮法 2 种。植核法是将蚌壳的珍珠层磨成小核，用专门的器械插入蚌的外套膜内，即可培养出核珍珠；植皮法即将外套膜小片植入另一只蚌的外套膜内，可形成无核珍珠。

二维码 3-21
珍珠的形成

【性状鉴定】本品呈类球形、长圆形、卵圆形或棒形，直径1.5～8mm。表面类白色、浅粉红色、浅黄绿色或浅蓝色，半透明，光滑或微有凹凸，具特有的彩色光泽。质坚硬。破碎面显层纹。气微，味淡。

二维码 3-22
珍珠药材

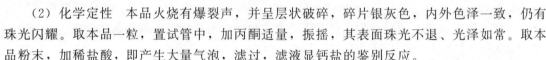

课堂 互动　注意观察天然珍珠和养殖珍珠的性状区别。

【显微鉴定】磨片特征（如图3-5所示）：可见粗、细两种类型的同心环状层纹。粗层纹较明显，连续成环，层间距离在60～500μm之间；细层纹有些部位明显，多不甚明显，层间距不足32μm。置暗视野显微镜下观察，可见珍珠特有的彩虹般光彩环，又称"彩光"。

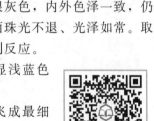

【规格标准】药用珍珠不分等级；工艺品分等级。但生珠、污珠、附壳珠、僵珠、嫩珠不可作药用。

【化学成分】本品主要含碳酸钙、多种氨基酸和微量元素、牛磺酸等。

图3-5　珍珠磨片图

【理化鉴定】

（1）物理定性　将珍珠自60cm高处落下至玻璃板上，海水珍珠弹跳高度为15～25cm，淡水珍珠弹跳高度为5～10cm。

（2）化学定性　本品火烧有爆裂声，并呈层状破碎，碎片银灰色，内外色泽一致，仍有珠光闪耀。取本品一粒，置试管中，加丙酮适量，振摇，其表面珠光不退、光泽如常。取本品粉末，加稀盐酸，即产生大量气泡，滤过，滤液显钙盐的鉴别反应。

（3）荧光检查　取本品横剖面置荧光灯下观察，天然珍珠显浅蓝色荧光，养殖珍珠显亮黄绿色荧光，通常环周部分较明亮。

【炮制】取原药材，洗净，干燥，碾碎，研成细粉，再水飞成最细粉或极细粉。

【功效应用】安神定惊，明目消翳，解毒生肌。用于惊悸失眠、惊风癫痫、目生云翳、疮疡不敛。用法与用量：0.1～0.3g，多入丸、散用；外用适量。

二维码 3-23
珍珠实例解析

【贮藏】置干燥处，密闭。

知识拓展　珍珠母

本品为蚌科动物三角帆蚌 [*Hyriopsis cumingii*（Lea）]、褶纹冠蚌 [*Cristaria plicata*（Leach）] 或珍珠贝科动物马氏珍珠贝 [*Pteria martensii*（Dunker）] 的贝壳。采制后洗净，干燥。具有平肝潜阳、定惊明目的功效，用于头痛眩晕、烦躁失眠、肝热目赤、肝虚目昏。用法与用量：10～25g，先煎。

二维码 3-24
珍珠母药材

蕲 蛇
AGKISTRODON

【来源】为蝰科动物五步蛇［*Agkistrodon acutus*（Güenther）］除去内脏的干燥体。

【产地】主产于浙江、广西、江西、广东等省（区）。

【采收加工】多于夏、秋二季捕捉，剖开蛇腹，除去内脏，洗净，用竹片撑开腹部，盘成圆盘状，干燥后拆除竹片。

二维码 3-25
五步蛇

【性状鉴定】本品常呈圆盘状，盘径 17～34cm，体长可达 2m。头在中间稍向上，呈三角形而扁平，吻端向上，习称"翘鼻头"。上腭有管状毒牙，中空尖锐。背部两侧各有黑褐色与浅棕色组成的"V"形斑纹 17～25 个，其"V"形斑的两上端在背中线上相接，习称"方胜纹"；有的左右不相接，呈交错排列。腹部撑开或不撑开，灰白色，鳞片较大，有黑色类圆形的斑点，习称"连珠斑"；腹内壁黄白色，脊椎骨的棘突较高，呈刀片状上突，前后椎体下突基本同形，多为弯刀状，向后倾斜，尖端明显超过椎体后隆面。尾部骤细，末端有三角形深灰色的角质鳞片 1 枚，习称"佛指甲"。气腥，味微咸。

【显微鉴定】蕲蛇粉末（如图 3-6 所示）：

（1）背鳞表面　呈浅黄棕色或浅棕色，密布乳头状突起。乳突类三角形、类圆形或不规则形，内含颗粒状色素。鳞片近游离端鳞脊两侧具有 2 个端窝，略呈椭圆形。

（2）背鳞横切面　部分真皮和表皮向外呈乳头状突出，使外表面呈波浪形，突起部的真皮含较多色素。内表面较平直，无乳头状突起。

二维码 3-26
蕲蛇药材

【规格标准】以条大、干燥、头尾齐全、花纹斑块明显者为佳。

【化学成分】本品主要含精胺、蛇肉碱、δ-羟基赖氨酸、蛋白质、脂肪、皂苷及多种无机元素等。蛇毒中含有凝血酶、酯酶和抗血凝素等。

【炮制】

（1）蕲蛇　取原药材，去头、鳞，切成寸段。

（2）蕲蛇肉　取原药材，用酒润软，除去头、鳞、骨，切块，干燥。每 100kg 蕲蛇肉用酒 20kg。

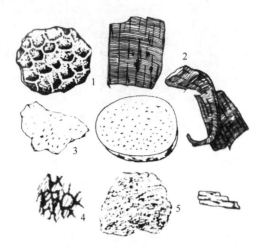

图 3-6　蕲蛇粉末

1—角质鳞片；2—侧面；3—表皮横断面；4—表皮；5—骨碎片

【功效应用】 祛风，通络，止痉。用于风湿顽痹、麻木拘挛，中风口眼㖞斜、半身不遂、抽搐痉挛，破伤风，麻风疥癣。用法与用量：3～9g；研末吞服，每次 1～1.5g。

【贮藏】 置干燥处，防霉，防蛀。

金钱白花蛇

BUNGARUS PARVUS

　　由于加工时将幼蛇蛇头盘在中央，蛇体圈成盘状，形如古钱，加之周身通体有黑白相间的环纹，故称金钱白花蛇。

【来源】 为眼镜蛇科动物银环蛇（*Bungarus multicinctus* Blyth）的幼蛇除去内脏后的干燥体。

【产地】 主产于广西的百色、都安，广东揭阳、普宁等地。

【采收加工】 夏、秋二季捕捉，剖开蛇腹，除去内脏，擦净血迹，用乙醇浸泡处理后，盘成圆形，用竹签固定，干燥。

【性状鉴定】 本品呈圆盘状，盘径 3～6cm，蛇体直径 0.2～0.4cm。头盘在中间，尾细、常纳口内，口腔内上颌骨前端有毒沟牙 1 对，鼻间鳞 2 片，无颊鳞，上、下唇鳞通常各为 7 片。背部黑色或灰黑色，有白色环纹 45～58 个，黑白相间，白环纹在背部宽 1～2 行鳞片，向腹面渐增宽；黑环纹宽 3～5 行鳞片。背部正中明显突起一条脊棱，脊鳞扩大呈六角形；背鳞细密，通身 15 行；尾下鳞单行。气微腥，味微咸。

【显微鉴定】 组织特征（如图 3-7 所示）：背鳞片外表面具众多纵直条纹，条纹间距

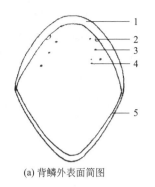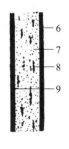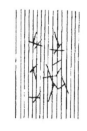

(a) 背鳞外表面简图　　　　(b) 背鳞横切面简图　　　　(c) 背鳞外表面条纹放大简图

图 3-7　金钱白花蛇横切面图

1—游离端；2—端窝；3—色素斑；4—条纹；5—基部；

6—外表皮；7—真皮；8—色素；9—内表皮

1.1～1.7μm，沿鳞片基部至先端方向径向排列。

【规格标准】金钱白花蛇以头尾齐全、内色黄白、盘径小者为佳。

本品根据盘径大小，分为大条（长 10～15cm）、中条（长 6～7cm）、小条（长 3～3.5cm）三种规格。

【化学成分】本品主要含蛋白质、脂肪、鸟嘌呤核苷，头部蛇毒中含多种酶如三磷酸腺苷酶、磷脂酶等。动物实验证明，本品可刺激巨噬细胞，增强其吞噬能力。另外本品还有显著的抗炎作用和明显的镇痛作用。

【炮制】

（1）金钱白花蛇　取原药材，刷净，除去竹签。

（2）酒金钱白花蛇　取金钱白花蛇，与酒拌匀，稍闷，烘干。每100kg 金钱白花蛇用酒 25kg。

【功效应用】祛风，通络，止痉。用于风湿顽痹、麻木拘挛，中风口㖞、半身不遂、抽搐痉挛，破伤风，麻风疥癣，瘰疬恶疮。用法与用量：3～4.5g；研粉吞服，每次 1～1.5g。

【贮藏】本品贮藏至石灰缸内，宜在 30℃以下保存。放少量花椒伴存，可防蛀。

二维码 3-30
金钱白花蛇实例解析

羚羊角

SAIGAE TATARICAE CORNU

羚羊角始载于《神农本草经》，被列为中品，为平肝息风、清热镇惊的要药。因其来源于国家一级保护野生动物赛加羚羊的角，所以十分珍贵。

【来源】为牛科动物赛加羚羊（*Saiga tatarica* Linnaeus）的角。

【产地】主产于俄罗斯等国。我国新疆北部边境地区亦产。

【采收加工】全年均可捕捉，但以 8～10 月猎得者锯下之角色泽最好，因为在此时外皮已脱落。冬季猎得者因受霜雪侵袭，角质变粗糙，发生裂隙，品质较次。猎得后锯取其角，晒干。

【性状鉴定】 本品呈长圆锥形，略呈弓形弯曲，长 15～33cm，类白色或黄白色，基部稍呈青灰色。嫩枝对光透视有"血丝"或紫黑色斑纹，光润如玉，无裂纹；老枝则有细纵裂纹。除尖端部分外，有 10～16 个隆起环脊，间距约 2cm，用手握之，四指正好嵌入凹处，习称"水波纹"。角的基部横截面呈圆形，直径 3～4cm，内有坚硬质重的角柱，习称"骨塞"。骨塞长约占全角长的 1/2 或 1/3，表面有突起的纵棱与其外面角鞘内的凹沟紧密嵌合，从横断面观，其结合部呈锯齿状。除去"骨塞"后，角的下半段成空洞，全角呈半透明，对光透视，上半段中央有一条隐约可辨的细孔道直通角尖，习称"通天眼"。质坚硬。气微，味淡。

二维码 3-31
赛加羚羊

二维码 3-32
羚羊角药材

课堂互动 组织同学观察羚羊角的性状特征以及注意识别羚羊角片和羚羊角粉。

【显微鉴定】

（1）横切面（如图 3-8 所示） 可见组织构造稍微呈波浪状起伏。角顶部组织波浪起伏最为明显，在峰部往往有束存在，束多呈三角形；角中部稍呈波浪状，束多呈双凸透镜形；角质部波浪状不明显，束呈椭圆形至类圆形。髓腔的大小不一，长径 10～50（80）μm，以角基部的最大。束的皮层细胞呈扁棱形，3～5 层。束间距离较宽广，充满着近等径性多边形、长菱形或狭长形的基本角质细胞。皮层细胞或基本角质细胞均显无色透明，其中不含或仅含少量细小浅灰色色素颗粒，细胞中央往往可见一个折光性强的圆粒或线状物。

（2）粉末（如图 3-9 所示） 呈黄白色或淡灰色，微透明。较大碎块均匀布有多数近平行排列的纵向孔隙，孔隙呈长圆形、新月形、长条形或裂缝状。有的碎片隐约可见长梭形纹理，中央有孔隙。

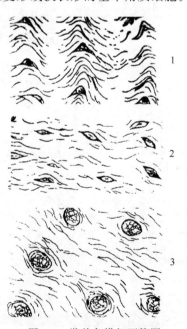

图 3-8 羚羊角横切面简图
1—角上部；2—角中部；3—角基部

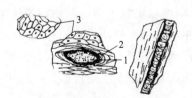

图 3-9 羚羊角粉末
1—髓；2—皮层组织；3—角质组织

【规格标准】

① 一等：质地嫩，表面光洁如玉，"血丝""通天眼"可见。无裂纹。

② 二等：质地稍老，表面较粗糙，无光泽，"血斑""血丝""通天眼"可见。有裂纹。

③ 三等：质地稍老，表面粗糙，无光泽。裂纹较多。

④ 四等：质地老，无光泽，有灰白色斑痕，基部有青茬。裂纹较多。

⑤ 五等：质地老，无光泽，不透明，骨化基部有青茬，瓣裂。深裂纹。

【化学成分】 主要含角蛋白、多种氨基酸、磷脂、磷酸钙、不溶性无机盐及多种无机元素。

知识拓展 藏羚羊角的成分研究

　　多个实验结果证明，羚羊角和藏羚羊角的某些主要化学成分如蛋白质、胆固醇、磷脂类、脂肪酸及其甘油酯等基本相同。除丝氨酸、甘氨酸含量相近外，其余13种氨基酸的含量均为藏羚羊角高于羚羊角；就微量元素而言，藏羚羊角也均高于羚羊角。实验还证明，藏羚羊角提取液对实验动物具有镇静、止痛、退热及降压的作用，这些作用与文献报道的羚羊角的作用相似。初步实验结果提示：藏羚羊角似可作为一种新的药用资源开发利用。藏羚羊角能否作为羚羊角的代用品入药应用，还有待于进一步研究。

二维码 3-33
藏羚羊角

【理化鉴定】 取羚羊角粗粉的氯仿提取液，水浴蒸去溶剂，残渣以少量冰醋酸溶解，再加入醋酐浓硫酸（19∶1）试液数滴，显红色，渐变为蓝色至墨绿色。

【炮制】

（1）羚羊角片　取原药材，蒸约 6h，取出，除去"骨塞"，镑、刨或趁热横切成极薄片，干燥。

（2）羚羊角粉　取原药材，锉成粗粉，再研成细粉；或砸碎，粉碎成细粉。

【功效应用】 平肝息风，清肝明目，散血解毒。用于高热惊痫、神昏痉厥、子痫抽搐、癫痫发狂、头痛眩晕、目赤翳障、温毒发斑、痈肿疮毒。用法与用量：1～3g，宜单煎 2h以上；磨汁或研粉服，每次 0.3～0.6g。

【贮藏】 以纸包好，置木箱或纸箱内，于干燥处密闭保存。

二维码 3-34
羚羊角片

二维码 3-35
羚羊角实例解析

蛤 蚧
GECKO

蛤蚧多栖于山岩及树洞中，它喜欢鸣唱，雄性叫声似"蛤"，雌性叫声如"蚧"，而且雌性总与雄性形影相随，故称为蛤蚧。

【来源】为壁虎科动物蛤蚧（*Gekko gecko* Linnaeus）的干燥体。全年均可捕捉，除去内脏，拭净，用竹片撑开，使全体扁平顺直，低温干燥。

【产地】蛤蚧在我国主要分布于广西、云南、广东、福建、台湾等省（区），以广西产量最大。国外在印度、东南亚地区也有分布。

【采收加工】一般在5～9月间捕捉，主要捕捉方法如下：

① 光照：在晚间7～10点，乘蛤蚧出外觅食时，用灯火照射，蛤蚧见光立即不动，即可捕捉。

② 引触：用小竹竿扎紧，伸向石缝或大树间洞中引触，乘其来咬，迅速拉出（因蛤蚧咬物不放），放笼中。

③ 针刺：在竹竿头上扎一铁针，趁蛤蚧夜出刺之。

一般的加工方法是将捕来的蛤蚧先用刀破开腹部，取出内脏，将血液抹干（不可水洗），再用细竹片撑之，使其身体及四肢顺直，然后用温火烤干，将大小相同的两只合成一对，扎好即成。

【性状鉴定】本品呈扁片状，头颈部及躯干部长9～18cm，头颈部约占三分之一，腹背部宽6～11cm，尾长6～12cm。头略呈扁三角状，两眼多凹陷成窟窿；口内有细齿，生于颚的边缘，无异形大齿；吻部半圆形，吻鳞不切鼻孔，与鼻鳞相连，上鼻鳞左、右各1片，上唇鳞12～14对，下唇鳞（包括颏鳞）21片。腹背部呈椭圆形，腹薄；背部呈灰黑色或银灰色，有黄白色或灰绿色斑点散在或密集成不显著的斑纹，脊椎骨及两侧肋骨突起。四足均具5趾，趾间仅具蹼迹，足趾底有吸盘。尾细而坚实，微现骨节，与背部颜色相同，有6～7个明显的银灰色环带。全身密被圆形或多角形微有光泽的细鳞。气腥，味微咸。

二维码 3-36
蛤蚧药材

> **课堂互动** 请课外查阅蛤蚧显微鉴定（鳞片、皮肤碎片、横纹肌纤维、骨碎片）有何特征以及蛤蚧分子生物技术鉴定的新进展。

【化学成分】主要含肌肽、胆碱、肉毒碱、鸟嘌呤、蛋白质等。从蛤蚧中检出14种氨基酸，以甘氨酸为主（15.4%），其次为脯氨酸（7.8%）、谷氨酸（6.5%）、丙氨酸（5.2%）、精氨酸（5.1%）等；18种无机元素，以钙为主，其次为磷（>5%）、镁（>3%）、硅、铁等。据报道，蛤蚧尾比体的含锌量高（尾中含19770.29μg/g）；蛤蚧全体所含的金属元素，锌含量为0.405mg/g，仅次于钙、磷、镁等。

【理化鉴定】粉末的乙醇提取液或酸水提取液，加生物碱试剂硅钨酸、碘化铋钾或碘化汞钾等，均有沉淀反应。

【炮制】取原药材，除去竹片及头、足、鳞，切块；或用时除去竹片及头、足、鳞，切块。

【功效应用】补肺益肾，纳气定喘，助阳益精。用于虚喘气促、劳嗽咳血、阳痿遗精。用法与用量：3～6g，多入丸、散或酒剂。

知识拓展 蛤蚧的药理作用

蛤蚧的水溶性部分能使雄性小鼠睾丸增重，表现出雄激素样作用，并可使动物阴道开放时间提前，认为具有双向性激素作用；小鼠腹腔注射其提取物能明显增强脾重，能对抗泼尼松龙和环磷酰胺的免疫抑制作用。提取物对小鼠遭受低温、高温、缺氧等应激刺激有明显保护作用，有"适应原"样作用。另外有研究表明，蛤蚧尾的性激素样作用较强。这更证实了古代医家的论述，《海药本草》指出："力在尾，尾不全者无效。"《开宝本草》亦云："凡采之者，须存其尾，则用之力全故也。"故在选购时应注意尾部是否有损伤或残缺。

【规格标准】蛤蚧以体大、尾全、尾长、再生尾不低于 6cm、不破碎者为佳。

【贮藏】用木箱严密封装，常用花椒伴存，置阴凉干燥处，防蛀。

海 马

HIPPOCAMPUS

海马是一种经济价值较高的名贵中药，具有强身健体、补肾壮阳、舒筋活络、消炎止痛、镇静安神、止咳平喘等药用功能。自古有"北方人参，南方海马"之说。海马因其头部酷似马头而得名。

【来源】为海龙科动物线纹海马（*Hippocampus kelloggi* Jordan et Snyder）、刺海马（*Hippocampus histrix* Kaup）、大海马（*Hippocampus kuda* Bleeker）、三斑海马（*Hippocampus trimaculatus* Leach）或小海马（海蛆）（*Hippocampus japonicus* Kaup）的干燥体。

【产地】主产于广东、福建、台湾、山东等沿海地区。

【采收加工】夏、秋二季捕捞，洗净，晒干；或除去皮膜及内脏，晒干。

【性状鉴定】

（1）线纹海马 呈扁长条形而弯曲，体长约 30cm，全体有瓦楞形节纹（体环）并具短棘。表面黄白色，略有光泽。头似马头，与体轴略呈直角，具冠状突起，前方有管状长嘴，口小无牙，两眼深陷。躯干部七棱形，背面有鳍；尾部四棱形，渐细向内卷曲。通常以"马头、蛇尾、瓦楞身"概述其外形特征。体轻，骨质坚硬，难折断。气微腥，味微咸。

（2）刺海马 形状与海马相似，但较小，长约 15～20cm。头部及体上环节间的棘细而长。其余同上种。

（3）大海马 体长 20～30cm。黑褐色。

（4）三斑海马 体侧背部第 1、4、7 节的短棘基部各有 1 黑斑。

（5）小海马（海蛆） 体形小，长 7～10cm。黑褐色。节纹及短棘均较细小。

二维码 3-37
海马药材

海马"怀孕"可能是由掺假造成的。海马的外形一般无法仿造，海马造假者一般是采取向海马肚子里塞蛋黄、鱼粉、石灰粉、滑石粉等杂物的方式来造假，这样造出来的海马，由于肚子内塞满了东西，所以看起来就鼓鼓的，像有了"身孕"。

真假海马从外观上很难区分，但正品海马，腹腔里是空的；掺假的海马肚子从纵面剖开，即可发现存于体腔内的掺假物。所以，鉴别的方法就是在购买时，当场使用小刀给海马"开膛破肚"。

另外，动物类药材含大量的蛋白质及其水解产物，其显微特征不明显。但可利用动物体本身含蛋白质、氨基酸的组成和性质的不同，用聚丙烯酰胺凝胶蛋白电泳法可成功把大多数动物药材的正品、混淆品、掺假品区别开来。

【规格标准】商品通常以体大、坚实、头尾齐全者为佳。主产地广东省将海马商品分为大、中、小三等。

规格等级：大海马长 11cm 以上；中海马长 7～11cm；小海马长 5～7cm。

【化学成分】含氨基酸、脂肪酸、甾体和无机元素。三斑海马含硬脂酸、胆固醇等；线纹海马和刺海马尚含乙酰胆碱酯酶、胆碱酯酶、蛋白酶。

【炮制】除去灰屑。用时捣碎或碾成粉。

【功效应用】温肾壮阳，散结消肿。用于肾虚阳痿、遗尿、肾虚作喘、癥瘕积聚、跌扑损伤；外治痈肿疔疮。用法与用量：3～9g。外用适量，研末敷患处。

【贮藏】置阴凉干燥处，防蛀。

海 龙

SYNGNATHUS

海龙为常用温肾壮阳的动物类药材，和海马同属海龙科鱼类，功同海马效更灵。

【来源】为海龙科动物刁海龙 [*Solenognathus hardwickii*（Gray）]、拟海龙 [*Syngnathoides biaculeatus*（Bloch）] 或尖海龙（*Syngnathus acus* Linnaeus）的干燥体。

【产地】刁海龙主产于广东省，拟海龙主产于福建、广东等省，尖海龙主产于山东省。

【采收加工】全年皆产，多于夏、秋二季捕捞，刁海龙、拟海龙除去皮膜及内脏，洗净，晒干；尖海龙直接洗净，晒干。

【性状鉴定】

（1）刁海龙　体狭长侧扁，中部略粗壮，全体长 30～50cm。表面黄白色或灰棕色。头部具管状长吻，口小无牙，两眼圆而内陷，头部与体轴略呈钝角。躯干部宽 3cm，五棱形；尾部前段具六条纵棱，后段渐细，四棱形；尾端卷曲，无尾鳍。背棱两侧各有 1 列灰黑色斑点状色带。全体被以具花样的骨环及细横纹，各骨环内有突起颗粒状棘。骨质坚硬。气微腥，味微咸。

（2）拟海龙　体长扁平，躯干部略呈四棱形，全长 20～22cm。表面灰黄褐色。头部常与体轴成一直线。

（3）尖海龙　体细长呈鞭状，全长 10～30cm，未去皮膜。表面黄褐色。有的腹部可见育儿囊，有尾鳍。质较脆弱，易撕裂。

【规格标准】各种商品中均以体长、饱满、头尾齐全者为佳，又以刁海龙为佳。

【化学成分】含多种胱氨酸、蛋白质、脂肪酸、甾体及多种无机元素，尖海龙还含有胆固醇、4-胆甾烯-3-酮。

二维码 3-38
海龙药材

【炮制】除去灰屑。用时捣碎或切成段。

【功效应用】温肾壮阳，散结消肿。用于阳痿遗精、癥瘕积聚、瘰疬瘿瘤、跌打损伤；外治痈肿疔疮。用法与用量：3～9g。外用适量，研末敷患处。

【贮藏】置阴凉干燥处，防蛀。

知识拓展

海龙为常用温肾壮阳的动物类药材。目前，随着人们生活水平的提高及强身健体的需要，海龙销售势头很好，市场上出现了多种混淆品、掺假品。

1. 混淆品

粗吻海龙为同科动物粗吻海龙 [*Trachyrhamphus serratus* (Temminch et Schlegel)] 的干燥全体。在广东农村被当作海龙入药用，药材称"海蛇"。体呈细长方柱形，长 22～28cm，直径 0.5～0.8cm。表面灰棕色，背部色深，全体有 10 多个颜色较深的横斑。吻呈短管状，躯干七棱形，尾部四棱形，尾鳍小。

2. 掺假品

在正品海龙中掺入细铁丝，或注入伪称为体内卵囊的泥沙、重金属粉等，以增加重量，应注意鉴别。

全　蝎

SCORPIO

全蝎食用、药用历史悠久。全蝎入药已有 1100 多年的历史，药用功效显著。同时全蝎也是一种山珍家肴，营养丰富，食之有防病治病的功效。

【来源】为钳蝎科动物东亚钳蝎（*Buthus martensii* Karsch）的干燥全体。

【产地】主产于河南、山东等省。现多人工饲养。

【采收加工】春末至秋初捕捉，除去泥沙，置沸水或沸盐水中，煮至全身僵硬，捞出，置通风处，阴干。

二维码 3-39
全蝎动物

【性状鉴定】全蝎的头胸部与前腹部呈扁平长椭圆形，后腹部呈尾状、皱缩弯曲，完整者体长约 6cm。头胸部呈绿褐色，前面有 1 对短小的螯肢及 1 对较长大的钳状脚须，形似蟹螯；背面有梯形背甲；腹面有足 4 对，均为 7 节，末端各具 2 爪钩。前腹部由 7 节组成，背面绿褐色；后腹部棕黄色，6 节，末节有锐钩状毒刺。体轻，质脆易断。气微腥，味咸。

【规格标准】以身干、色鲜、完整、绿褐色、腹中少杂质者为佳。清明至谷雨捕捉加工的为春蝎，品质优；夏季捕捉的腹内杂质较多，质次。商品分淡全蝎和盐全蝎两种。

① 一等：干货。虫体干燥得当，干而不脆；个体大小均匀；虫体较完整；背面绿褐色，后腹部棕黄色；气微腥，无异味。淡全蝎舌舔无盐味。盐全蝎体表无盐霜、盐粒、泥沙等杂质。体长≥5.5cm。体表无盐霜、大小均匀、完整。破碎率≤15％。无虫蛀，无霉变，杂质少于3％。

② 二等：干货。虫体干燥得当，干而不脆；个体大小均匀，虫体较完整；背面绿褐色，后腹部棕黄色；气微腥，无异味。淡全蝎舌舔无盐味。盐全蝎体表无盐霜、盐粒、泥沙等杂质。体长 4.5～5.5cm。体表有少量盐霜。破碎率≤30％。

③ 统货：干货。背面绿褐色，后腹部棕黄色；气微腥，无异味。淡全蝎舌舔无盐味。盐全蝎干后体表可见盐霜，无盐粒、泥沙等杂质。个体大小不一，完整者体长≥4.5cm。破碎率≤40％。

> **知识链接**
>
> 全蝎掺假品主要是在体内掺食盐、泥沙等，以增加重量。外表挂大量盐霜，前腹隆起，体重，折断后可见褐色泥土及盐的结晶，重量可超过真全蝎体重的三分之一以上。应注意鉴别。

【化学成分】含蝎毒素（存在于后腹部末节的两个毒腺中），为一种毒性蛋白。近年来，从蝎毒素中分离出了抗癫痫肽（缩氨酸）。另外还含三甲胺、牛磺酸、甜菜碱、卵磷脂及铵盐等。

【炮制】除去杂质，洗净，干燥。

【功效应用】息风镇痉、攻毒散结、通络止痛。用于小儿惊风、抽搐痉挛、半身不遂、破伤风、风湿顽痹、偏正头痛、疮疡肿毒等。用法与用量：3～6g，煎服。本品有毒。

【贮藏】置干燥处，防蛀。

学习小结

一、学习内容

药名及科名	主产地	主要性状特征	主要显微特征	主要化学成分	功效分类
麝香（鹿科）	西藏、四川等	"当门子"，油润	方形、柱形、八面体或不规则的晶体	麝香酮等	开窍药
鹿茸（鹿科）	吉林等	"二杠"，气微腥，味微咸，皮茸紧贴，不易剥离	毛根常与毛囊相连，基部膨大作撕裂状；骨碎片表面有纵纹及点状孔隙，骨陷窝类圆形或类棱形	氨基酸等	补阳药
燕窝（雨燕科）	印度尼西亚	白色或灰黑色，中间凹陷成兜状，呈丝瓜络样，水浸泡后膨大	表面具细密的平行纹理，有的还可见交叉的横向条纹	氨基酸等	滋阴补气药
牛黄（牛科）	东北地区、西北地区	"乌金衣"，断面可见同心层纹，"挂甲"	大小不等的不规则团状物	胆酸、胆红素等	息风止痉药
哈蟆油（蛙科）	吉林等	脂肪样光泽，滑腻感，水浸泡后体积可膨胀 10～15 倍，气腥	腺体细胞肥大，呈椭圆形，排列整齐；细胞壁明显	蛋白质、性激素等	

药名及科名	主产地	主要性状特征	主要显微特征	主要化学成分	功效分类
阿胶（马科）	山东、河南	质硬而脆，断面光亮，碎片对光照视呈棕色半透明状		胶原蛋白等	补血药
珍珠（珍珠贝科）	广西、浙江等	具特有的彩色光泽，破碎面显层纹	可见粗、细两种类型的同心环状层纹	碳酸钙等	安神药
蕲蛇（蝰科）		"翘鼻头""方胜纹""连珠斑""佛指甲"			祛风湿药
金钱白花蛇（眼镜蛇科）	广西、广东	背部脊鳞呈六角形，体表的白色横环纹45～58个，白色环纹明显窄于黑色环纹	背鳞片外表面具众多纵直条纹		祛风湿药
羚羊角（牛科）	俄罗斯、我国新疆北部边境地区	"水波纹""通天眼""骨塞"	横切面可见组织构造稍微呈波浪状起伏	角蛋白等	息风止痉药
蛤蚧（壁虎科）	广西等	头扁三角状，细齿生于颚边，无异形大齿，足有吸盘，尾有6～7个银灰色环带		氨基酸、无机元素等	补阳药
海马（海龙科）	广东、福建、台湾等	马头、蛇尾、瓦楞身		氨基酸、脂肪酸等	补阳药
海龙（海龙科）	广东、福建等	体狭长侧扁，头部具管状长吻，无尾鳍，背棱两侧各有1列灰黑色斑点状色带		微量元素、氨基酸等	补阳药
全蝎（钳蝎科）	河南、山东等	前腹部7节；后腹部6节，末节有锐钩状毒刺		蝎毒素	息风止痉药

二、学习方法与体会

1. 学习动物类贵重药材，必须理论联系实际。借助教材，对照图片和实物，通过观察、比较、归纳、分析，抓住主要性状特征和典型的显微特征以及理化鉴定的特殊反应来鉴别药材，达到熟悉和认识药材的目的。

2. 抓住关键特征，识别药材。每个药材都有识别的关键特征，抓住了关键特征就抓住了识别药材的要点。如珍珠和牛黄的同心层纹；蕲蛇的"方胜纹"、羚羊角的"水波纹"和"通天眼"等。

3. 本单元要求掌握麝香、鹿茸、燕窝、牛黄、哈蟆油5个重点药材，熟悉阿胶、珍珠、蕲蛇、金钱白花蛇、羚羊角、蛤蚧6个药材。其他药材只要求知晓其主要性状特征、主要化学成分和主要功效。

目标检测

二维码 3-41
目标检测

二维码 3-42
参考答案

实践项目2 动物类细贵药材商品识别

一、技能目标

1. 掌握常用动物类细贵药材性状鉴定的基本方法及鉴别要点。

2. 认识动物类细贵药材的常见混伪品。

二、实践准备

1. 材料准备

常用动物类细贵药材及饮片：麝香、鹿茸、燕窝、牛黄、哈蟆油、阿胶、珍珠、蕲蛇、金钱白花蛇、羚羊角、蛤蚧、海马、海龙、全蝎等药材商品。均要求药材完整，特征明显。

2. 场地准备

药材经营单位、药材专业市场或中药博物馆。

3. 实践分组

要求每 2 人一组。

三、实践内容

1. 常用动物类细贵药材的识别训练及鉴别要点归纳

（1）麝香　毛壳麝香为扁圆形或类椭圆形的囊状体，具囊孔、"银皮"。麝香仁表面多呈紫黑色，油润光亮；气香浓烈而特异，味微辣、微苦带咸。

（2）鹿茸　花鹿茸呈圆柱状分枝，表面密生红黄色或棕黄色细茸毛；马鹿茸较花鹿茸粗大，分枝较多，茸毛灰褐色或灰黄色，气腥臭，味咸。

（3）燕窝　白色或灰黑色，中间凹陷成兜状，内部粗糙，呈丝瓜络样。质硬而脆。水浸泡后膨大。

（4）牛黄　具"乌金衣"。断面具同心层纹。具"挂甲"。气清香，味苦而后甘，有清凉感，嚼之易碎，不粘牙。

（5）哈蟆油　脂肪样光泽、滑腻感。水浸泡后体积可膨胀 10～15 倍。气腥。

（6）阿胶　质硬而脆。断面光亮，碎片对光照视呈棕色半透明状。

（7）珍珠　具特有的彩色光泽。破碎面显层纹。

（8）蕲蛇　具有"翘鼻头""方胜纹""连珠斑""佛指甲"。

（9）金钱白花蛇　有毒牙。背部正中鳞片为六角形；体表的白色环纹宽1~2行鳞片，白色环纹明显窄于黑色环纹。

（10）羚羊角　具"通天眼""水波纹""骨塞"。

（11）蛤蚧　头扁三角状；细齿生于颚边，无异形大齿；吻鳞不切鼻孔；背部有斑点或斑纹；四足均具五趾，足有吸盘；尾有6~7个银灰色环带。

（12）海马　马头、蛇尾、瓦楞身。

（13）海龙　体狭长侧扁。头部具管状长吻。全体被以具花样的骨环及细横纹，各骨环内有突起颗粒状棘。气微腥，味微咸。

（14）全蝎　前腹部7节；后腹部6节，末节有锐钩状毒刺。

2. 易混药材的性状鉴别

（1）麝香仁的野生品和饲养品　注意观察比较二者颗粒大小、油润程度、香气。

（2）马鹿茸与花鹿茸　注意观察比较二者表面茸毛、锯口、切片颜色及气味。

（3）珍珠与珍珠母　注意观察比较二者颜色、光洁度、光泽、破碎面等。

3. 动物类细贵药材常见伪品与正品的性状鉴定及比较

麝香、鹿茸、燕窝、牛黄、哈蟆油、阿胶、珍珠、蕲蛇、金钱白花蛇、羚羊角、蛤蚧的常见伪品及鉴别。

四、动物类细贵药材鉴别中常用的经验鉴别术语

① 当门子：麝香囊中颗粒状的麝香仁，习称"当门子"，颗粒大小不一，颜色也不相同。

② 冒槽：取毛壳麝香用特制槽针从囊孔插入，转动槽针，撮取麝香仁，立即检视，槽内的麝香仁应有逐渐膨胀高出槽面的现象，习称"冒槽"。

③ 银皮：麝香囊内层皮膜呈棕红色，习称"银皮"或"云皮"。

④ 二杠和大挺：梅花鹿茸具有一个分枝者，习称"二杠"，其主枝习称"大挺"。

⑤ 门庄：专指具有一个分枝花鹿茸在离锯口约1cm处分出的侧枝，长约9~15cm，直径较主枝（大挺）略细。

⑥ 三岔：花鹿茸具有两个分枝者，习称"三岔"；马鹿茸具三个侧枝者，也称"三岔"。

⑦ 四岔：花鹿茸具有三个分枝者，习称"四岔"；马鹿茸具四个侧枝者，也称"四岔"。

⑧ 单门：马鹿茸的分枝即侧枝仅有一个者，习称"单门"。

⑨ 莲花：马鹿茸具有两个侧枝者，习称"莲花"。

⑩ 乌金衣：国产牛黄表面有时可见一层黑色光亮的薄膜，习称"乌金衣"。

⑪ 挂甲：取牛黄少许，和以清水，涂于指甲，能使指甲染黄，经久不退，习称"挂甲"。

⑫ 方胜纹：蕲蛇的背部两侧各有黑褐色与浅棕色组成"V"形大斑纹24个，"V"形斑的顶端在背中线上相接，习称"方胜纹"。

⑬ 龙头虎口：蕲蛇头部呈三角形而扁平，鼻尖端向上，口较宽大，习称"龙头虎口"。

⑭ 翘鼻头：蕲蛇的头呈三角形而扁平，其吻端向上，习称"翘鼻头"。

⑮ 佛指甲：蕲蛇的尾部渐细，末节呈扁三角形，角质，习称"佛指甲"。

⑯ 连珠斑：蕲蛇腹部色白，杂有多数黑色斑点，习称"连珠斑"或"念珠斑"。

⑰ 骨塞：羚羊角内有坚硬质重的角柱，习称"骨塞"。

⑱ 通天眼：羚羊角除去骨塞后，中上段中空，有一细眼直达角尖，迎光可见，习称"通天眼"。

⑲ 水波纹：羚羊角表面有 10～16 个隆起环嵴，用手握之，四指正好嵌入凹处，习称"水波纹"。

五、注意事项

1. 提前与当地药材经营单位、药材仓库或药材专业市场做好实践场地联系。
2. 提前向学生提供常用动物类细贵药材品种清单。
3. 做好实践时间、品种轮转、指导教师及交通等安排。

六、实践后思考及体会

1. 常见动物类细贵药材代表的经营品种有哪些？如何鉴定？
2. 如何区别麝香仁的野生品和饲养品、马鹿茸与花鹿茸商品、珍珠与珍珠母？
3. 要准确鉴别名贵动物药材伪品、掺假品，需要综合采用哪些鉴定方法？
4. 相互交流药材识别经验。

第四单元
其他类细贵药材鉴定 >>>

学习目标

［学习目的］

　　本单元主要运用生药学、中药鉴定学课程所学的基础知识，学习其他类细贵药材的鉴定知识、鉴定技术和鉴定方法，并能运用所学的知识和方法解决实际问题。

［知识要求］

　　1. 掌握重点品种的来源、药材鉴定、规格标准。

　　2. 熟悉重点品种的使用注意事项、贮藏条件。

　　3. 了解重点品种的采收加工、用途、用法等。

　　4. 了解其余品种的来源、药材鉴定、规格标准、保存条件。

［能力要求］

　　1. 熟练掌握性状鉴定、显微鉴定、理化鉴定等鉴别方法，准确鉴别其他类细贵药材。

　　2. 学会运用教材和所学知识鉴定其他类细贵药材。

本单元介绍前面各单元未讲述的一些细贵药材，主要包括：

（1）菌类　为低等生物，生物体是单细胞或多细胞的菌丝体。菌类中入药的多为真菌类，如灵芝。

（2）树脂类及其化石　为树脂烃、树脂酸、高级醇及酯等多种成分所组成的复杂混合物。通常为固体或半固体，少数为液体。树脂类不溶于水，也不吸水膨胀；易溶于乙醇、乙醚、三氯甲烷等有机溶剂；加热软化后熔融；燃烧时发出浓烟，并伴有特殊的气味。化石类物质入药，如琥珀。

本类细贵药材一般进行性状鉴定，也常用理化鉴定，有的亦可进行显微鉴定。

冬虫夏草
CORDYCEPS

冬虫夏草始载于《本草从新》，有"雪域奇珍""药中黄金"之美誉，与人参、鹿茸并称为我国三大传统名贵滋补佳品。

【来源】为麦角菌科真菌冬虫夏草菌〔*Cordyceps sinensis*（Berk.）Sacc.〕寄生在蝙蝠蛾科昆虫幼虫上的子座及幼虫尸体的干燥复合体。

【产地】主产于四川、青海、西藏、云南等省（区）。

【采收加工】夏初子座出土，孢子未发散时挖取，晒至六七成干，除去似纤维状的附着物及杂质，晒干或低温干燥。

> **知识拓展** **冬虫夏草的生长**
>
> 冬虫夏草是一种昆虫与真菌的结合体。在海拔 3500m 以上的草甸上，蝙蝠蛾科昆虫的幼虫钻进土壤越冬时，感染冬虫夏草真菌，受感染的幼虫逐渐蠕动到距地表 2～3cm 的地方，头上尾下而死，这就是"冬虫"（虫体）。冬虫体内充满了真菌菌丝。来年春末夏初，虫体的头部长出棕褐色的小草，高约 2～5cm，这就是"夏草"（子座）。虽然兼有虫和草的外形，却非虫非草，属于菌藻类生物。

二维码 4-1
冬虫夏草生长图片

【性状鉴定】本品由虫体及虫体头部长出的真菌子座相连而成。虫体似蚕，长 3～5cm，直径 0.3～0.8cm；外表深黄色至黄棕色（川虫草色较深），有环纹 20～30 条，1 宽 3 狭间隔排列，近头部环纹较细；腹部有足 8 对，近头部 3 对，中部 4 对，近尾部 1 对，以中部 4 对最为明显；头部红棕色；尾如蚕尾；质脆，易折断；断面略平坦，淡黄白色。子座单枝，呈细长圆柱形，基部常将虫头包被，长 4～8cm，直径约0.3cm；表面深棕色至棕褐色，有细纵向皱纹，上部稍膨大，放大镜下可见有多数疣状突起（子囊）密布，先端有一段光滑的不育柄；质柔韧；折断面纤维状，呈黄白色。气微腥，味微苦。

二维码 4-2
冬虫夏草药材

课堂互动 冬虫夏草有哪些性状特点？组织学生观察标本。

【显微鉴定】子座头部横切面（如图 4-1 所示）：周围有 1 列子囊壳，子囊壳卵形至椭圆形，下半部埋于凹陷的子座内。子囊壳内有多数线型子囊，每个子囊内又有 2～8 个线型、有横隔的子囊孢子。子座中央充满菌丝，其间有裂隙。

【规格标准】以虫身色黄发亮、虫体肥大、断面黄白色、不空心、子座短小、无霉变、无杂质者为佳。按产地分为川虫草、藏虫草两种，以藏虫草质优。又以每千克的条数作为市场商品规格，一般分为七等。

① 一等：每千克≤1500 条，无断草、穿条、瘪草、死草、黑草。

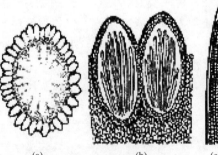

图 4-1 冬虫夏草子座显微特征
(a) 子座横切面；(b) 子囊壳放大；
(c) 子囊放大（示子囊孢子）

② 二等：每千克 1500～2000 条，余同一等。

③ 三等：每千克 2000～2500 条，余同一等。

④ 四等：每千克 2500～3000 条，无断草、穿条。

⑤ 五等：每千克 3000～3500 条，余同四等。

⑥ 六等：每千克 3500～4000 条，余同四等。

⑦ 七等：每千克 4000～4500 条，余同四等。

知识拓展

1. 断草

在冬虫夏草的采挖过程中或者后期清刷和销售的过程中弄断，谓之断草。断草的价格往往比较便宜。

2. 穿条

穿条指将断了的冬虫夏草用竹签或草棍穿起来，形成一个完整的虫草，以利于销售，应注意鉴别，如穿铁丝等用于增重，属于作假的范畴。

3. 瘪草

虫体内部干瘪，营养被草头吸取过量，称为瘪草。

4. 死草

冬虫夏草生长过程由于外界的环境因素导致停止生长而死掉，称为死草。

5. 黑草

在中低海拔产区出产的冬虫夏草，颜色较深、发暗的一般称为黑草。

【化学成分】含 D-甘露醇（即虫草酸）、腺苷、粗蛋白、多种氨基酸、多糖及微量元素等。2015 年版《中国药典》规定，本品含腺苷（$C_{10}H_{13}N_5O_4$）不得少于 0.010%。

【炮制】取原药材，除去杂质。

【功效应用】补肺益肾，止血化痰。用于肾虚津亏，阳痿遗精，腰膝酸痛，久咳虚喘，劳嗽咯血，自汗盗汗。民间将虫草老鸭煲用于治疗虚损、虚喘。用法与用量：3～9g，煎服；或与鸡、鸭、猪肉等炖服；或入丸、散。

【贮藏】本品易虫蛀、发霉、变色。密封或包装于充氮塑料袋中，置阴凉干燥处、冰箱中保存，防蛀。

课堂互动　　冬虫夏草由于价格昂贵，伪品较多，如何区别其正品及伪品？

二维码 4-3
冬虫夏草实例解析

灵 芝
GANODERMA

灵芝始载于《神农本草经》，素有"仙草""瑞草"等美称，为滋补强壮、固本扶正的珍贵中药。

【来源】 为多孔菌科真菌赤芝 ［*Ganoderma lucidum*（Leyss. ex Fr.）Karst.］或紫芝（*Ganoderma sinense* Zhao，Xu et Zhang）的干燥子实体。

> **课堂互动**　灵芝的民间传说有哪些？是否有起死回生、长生不老的功效？

【产地】 赤芝主产于华东地区、西南地区及河北省、山西省等；紫芝主产于浙江、江西、湖南、广西等省（区）。

【采收加工】 全年采收，除去杂质，剪除附有朽木、泥沙或培养基质的下端菌柄，阴干或在 40～50℃ 条件下烘干。

【性状鉴定】

（1）赤芝　呈伞状，菌盖肾形、半圆形或近圆形，直径 10～18cm，厚 1～2cm。皮壳坚硬，黄褐色至红褐色，有光泽，具环状棱纹和辐射状皱纹，边缘薄而平截，常稍向内卷。下表面菌肉白色至淡棕色，密布细孔（菌管孔）；菌管内生孢子多数，细小，黄褐色。菌柄圆柱形，多侧生，少偏生，长 7～15cm，直径 1～3.5cm，红褐色至紫褐色，有漆样光泽。气微香，味苦、涩。

（2）紫芝　与赤芝相似，主要区别为菌盖与菌柄的皮壳呈紫黑色或黑色，有漆样光泽。菌柄长 17～23cm。菌肉锈褐色。

（3）栽培品　子实体较粗壮，肥厚，直径 12～22cm，厚 1.5～4cm。略有光泽，皮壳外常被有大量粉尘样的黄褐色孢子。

【显微鉴定】 粉末呈浅棕色、棕褐色至紫褐色。菌丝散在或黏结成团，无色或淡棕色，细长，稍弯曲，有分枝，直径 2.5～6.5μm。孢子褐色，卵形，顶端平截，外壁无色光滑，内壁有疣状突起，长 8～12μm，宽 5～8μm。

二维码 4-4
灵芝药材

【规格标准】 以个大、厚实、具光泽、色赤褐、菌柄短者为佳。商品一般为统货，分为野生赤芝、野生紫芝、段木赤芝、袋料赤芝、段木紫芝、袋料紫芝等。

【化学成分】 主要含麦角甾醇、三萜类、挥发油、氨基酸及多糖等。2015 年版《中国药典》规定，本品按干燥品计算，含灵芝多糖以无水葡萄糖（$C_6H_{12}O_6$）计，不得少于 0.90%；含三萜及甾醇以齐墩果酸（$C_{30}H_{48}O_3$）计，不得少于 0.50%。

二维码 4-5
灵芝规格等级

现代药理学证实灵芝多糖是灵芝扶正固本、滋补强壮、延年益寿的主要成分。

【炮制】取原药材，除去杂质，洗净，润软，切厚片，干燥。

【功效应用】补气安神，止咳平喘。用于心神不宁、失眠心悸、肺虚咳喘、虚劳短气、不思饮食；可治疗冠心病、肝炎、神经衰弱、消化不良、慢性支气管炎、肿瘤、白细胞减少等。用法与用量：6～12g，煎服。

【贮藏】本品易霉变，易虫蛀。置阴凉干燥处，防霉，防蛀。

知识链接

云芝（药典品）为多孔菌科真菌彩绒革盖菌［*Coriolus versicolor*（L. ex Fr.）Quel］的干燥子实体。表面密生灰、褐、蓝、紫、黑等色的绒毛（菌丝），构成多色的狭窄同心性环带，边缘薄。本品为免疫调节剂，用于治疗慢性肝炎、活动性肝炎，可作为肝癌免疫治疗的药物。

二维码 4-6
云芝药材

知识链接

灵芝孢子是灵芝在生长成熟期，从灵芝菌褶中弹射出来的极其微小的卵形生殖细胞，即灵芝的种子。每个灵芝孢子只有 $4～6\mu m$，是活体生物体，具双壁结构，外被坚硬的几丁质纤维素所包围，人体很难充分吸收，破壁后更适合人体肠胃直接吸收。

二维码 4-7
灵芝孢子粉

灵芝孢子粉具有灵芝的全部遗传物质和保健作用，其药用价值日益受到重视。研究发现，灵芝孢子粉具有增强机体免疫力、抑制肿瘤、保护肝脏、辐射防护等作用。

银 耳
TREMELLA

银耳始载于《神农本草经》，原名"白木耳"。以其色白如银，形如人耳而得名。银耳既是高级营养品，又是一种防病治病、健身延年的名贵中药。

【来源】为银耳科真菌银耳（*Tremella fuciformis* Berk.）的干燥子实体。

【产地】主产于福建、浙江、江苏等省，以福建省产量最大。现多为人工栽培。

【采收加工】4～9月采收，5月及8月为盛产期。子实体瓣片在完全开放后用竹刀或不锈钢刀从基部以上处切掉，留下耳基使其再生。拣去杂质，晒干或烘干。

市场上有时会发现银耳药材色特别白，具刺鼻气味，乃硫黄熏制漂白所致。二氧化硫会直接吸附在银耳当中，过高的二氧化硫对人体有危害，使人出现呕吐、腹泻、恶心等症状。购买时应注意鉴别。

【性状鉴定】本品呈不规则的花朵状或皱缩的块片，由众多细小屈曲的条片组成。外表黄白色或黄褐色，略呈半透明状，光滑，微有光泽，基蒂黄褐色。质硬而脆。浸泡水中膨胀，有胶质。气微，味淡。

二维码 4-8
银耳药材

【规格标准】以身干、黄白色、朵大、体轻、有光泽、胶质体厚、膨胀率大者为佳。商品一般分为五级。

① 一级：干燥，银耳色白，耳肉肥厚，耳片松放，片大，整朵呈圆形，有光泽，无杂质、蒂头、烂耳。直径在6cm以上。

② 二级：干燥，耳片色白而略显微黄，耳肉肥厚。直径在4～6cm。余同一级。

③ 三级：干燥，耳片色白而略显微黄，耳肉略薄。直径在2～4cm。余同一级。

④ 四级：干燥，耳片色白带米黄色，碎小，耳片肉薄，整朵似圆形，略带有斑点，耳基明显不净但无霉烂、僵结。直径1～2cm。

⑤ 等外品：干燥，耳片色黄，肉薄，朵形不一，略带蒂头，有耳基，无火烧朵及黑朵，无碎末，有斑点，僵结沉重，但无异味，有食用价值。

【化学成分】含蛋白质、糖类、无机盐及B族维生素等。

【炮制】取原药材，除去杂质及杂色者。

【功效应用】滋阴润肺，养胃生津。用于虚劳咳嗽、痰中带血、虚热口渴、产后或病后体虚。用法与用量：用量不拘，炖服。

【贮藏】本品易吸潮霉变，易虫蛀。贮存在干燥容器内，密闭，置阴凉干燥处，防霉，防蛀。

血 竭

DRACONIS SANGUIS

血竭始载于《新修本草》，又名"麒麟竭"。李时珍谓："此物如干血，故谓之血竭。"为行瘀止痛、止血、敛疮生肌之要药。

【来源】为棕榈科植物麒麟竭（*Daemonorops draco* Bl.）的果实渗出的树脂经加工制成。

二维码 4-9
血竭药材

【产地】主产于印度尼西亚、印度、马来西亚等国家。

【采收加工】采集成熟果实，充分晒干，加贝壳同入笼中，强力振摇，红色树脂块即脱落，筛去杂质，用布包起，入热水中使其软化成团，取出放冷。加入达玛树脂等辅料加工炼制。

【性状鉴定】略呈类圆四方形或方砖形。表面暗红色，有光泽，附有因摩擦而成的红色粉末。底部平圆，顶端有包扎成型时所形成的纵折纹。质硬而脆。破碎面光亮，呈红色，研粉为砖红色。气微，味淡。在水中不溶，粉末浮于水面，水不染色；在热水中软化。

【规格标准】以外表色黑似铁、研粉色红如血、火烧呛鼻、无松香气、无杂质者为佳。现行商品规格标准：进口品分一等、二等及块装。

知识链接

血竭底部印有商标牌号，将血竭按质量优劣分成麒麟牌、手牌、皇冠牌、五星牌、AA牌、三A牌、鸡牌、金鱼牌、金星牌、太阳牌等牌号。

二维码 4-10
血竭牌号

【化学成分】含红色树脂（血竭红素、血竭素等），苯甲酸及其酯类。2015 年版《中国药典》规定，本品含血竭素（$C_{17}H_{14}O_3$）不得少于 1.0%。

【理化鉴定】

（1）取本品粉末，置白纸上，用火隔纸烘烤即熔化，而无油迹扩散；对光照视呈鲜艳的红色；以火燃烧则产生呛鼻的烟气。

（2）取本品粉末 0.1g，置具塞试管中，加石油醚（60～90℃）10mL，振摇数分钟，滤过；取滤液 5mL，置另一试管中，加新配制的 0.5% 醋酸铜溶液 5mL，振摇后，静置分层，石油醚层不得显绿色。（检查松香）

【炮制】取原药材，刷净，打成碎粒或研成粉末；或用时捣碎。

【功效应用】祛瘀定痛，止血生肌，敛疮解毒。用于跌打损伤、内伤瘀痛、外伤出血不止等。用法与用量：1～2g，研粉服或入丸剂。外用：研末撒或入膏药用。

【贮藏】本品遇热易软化。以木箱装，置阴凉干燥处保存。

知识拓展

1. 国产血竭

国产血竭为百合科植物龙血树属（*Dracaena*）多种植物的含脂木质部提取的树脂，又名龙血竭。呈不规则块状，精制品呈片状。表面紫褐色，具光泽，局部附有红色粉尘。易碎。断面平滑，有玻璃样光泽。气微，味微涩，嚼之有粘牙感。

2. 人工伪制品

血竭的人工伪制品由松香、染料、泥土等加工制成。火燃之，有松香气味，冒黑烟；隔火烤，油迹会扩散或有不溶物。颜料检查：入水，水即染色。

二维码 4-11
国产血竭

琥　珀

SUCCINUM

琥珀自古以来就被人们视为珍宝，曾被希腊人誉为"北部的黄金"，主要用于加工成各种装饰品。琥珀还是名贵的中药材。在《名医别录》中，琥珀被列为上品，具有安神定惊、散瘀血、利尿之功能。

【来源】为古代松科松属多种植物的树脂埋藏地下经年久转化而成的化石样物质。产于煤层中的习称"煤珀"，其他出处的称"琥珀"。

【产地】主产于云南、广西、贵州等省（区）。

【采收加工】全年可采。从地层或煤层中挖选，除掉砂土、煤屑等杂质。

【性状鉴定】

（1）琥珀　呈不规则块状、颗粒状或多角形，大小不一。表面黄色、血红色或黑棕色，常相间排列，透明至微透明，有树脂样光泽。质硬而脆，易破碎。断面光亮平滑，具玻璃样光泽。摩擦带电，能吸灯心草或薄纸。手捻有涩感。气微，味淡，嚼之无沙砾感。燃之易熔，稍冒黑烟，刚熄灭时冒白烟，微有松香气。以水煮沸，不得溶化变软。

二维码 4-12
琥珀药材

（2）煤珀　呈不规则多角形块状或颗粒状，有的呈乳滴状。淡黄色、红褐色至黑褐色，有光泽。质坚硬，不易破碎。断面有玻璃样光泽。有煤油气，味淡。以火燃之，冒黑烟，有似煤油的臭气。以水煮沸，不得溶化变软。

> **课堂互动**　琥珀不仅作药用，也是常见的装饰品材料之一，请考虑：如何鉴定真伪琥珀。

【规格标准】以色红、质脆、断面光亮者为佳。商品分为琥珀及煤珀。依据颜色、透明和完整程度将琥珀划分为两个等级。

① 一等：呈块状，较完整。血红色或黄棕色。断面透明或半透明。最小的单个重量≥2g，或单个体积≥2cm³。

② 二等：碎块状或颗粒状。暗棕色或黑褐色。断面略透明。大小不一，很多颗粒状的单个重量＜2g。

煤珀质地较坚硬。

【化学成分】主要含二松香醇酸的聚酯化合物，其分解产物有琥珀酸、龙脑等；尚含挥发油及镁、钙、铁等微量元素。

【理化鉴定】检查松香：取本品粉末 1g，加石油醚 10mL，振摇，滤过；取滤液 5mL，加醋酸铜试液 10mL，振摇，石油醚层不得显绿色。

【炮制】取原药材，除去煤屑等杂质，粉碎成细粒或细粉。

【功效应用】镇惊安神，利小便，散瘀血。用于惊悸失眠、惊风癫痫、血淋尿血、血滞经闭等。用法与用量：1～2g，研末冲服，不入煎剂。

【贮藏】本品遇热易软化。密闭置阴凉干燥处。

知识拓展　伪品——土埋松香

土埋松香为从松科植物马尾松（*Pinus massoniana* Lamb）或其同属植物树干中取得的油树脂，经蒸馏除去挥发油后的遗留物再埋入地下3～5年后取出而得。与琥珀的主要区别是：呈疙瘩状、卵圆状；质地较软而不松脆；水煮后变软溶化；火试冒黑烟，有较浓的松香气。

苏合香
STYRAX

苏合香始载于《名医别录》，被列为上品。传统名贵中成药苏合香丸中就有该药。

【来源】为金缕梅科植物苏合香树（*Liquidambar orientalis* Mill.）的树干渗出的香树脂，经加工精制而成。

【产地】主产于土耳其、叙利亚、埃及、索马里等国家；我国广西、云南亦有栽培。

【采收加工】初夏将3～4年树龄的苏合香树皮切割至木部，使其分泌树脂并渗入树皮，秋季割下树皮及外层边材，水煮后，用布袋压榨滤过，残渣加水煮后再榨取，除去杂质和水分，即得粗品苏合香；将粗品苏合香用乙醇溶解，滤过，滤液蒸去乙醇，则得精制苏合香。

【性状鉴定】本品为半流动性的浓稠液体，用针或棒挑起时呈丝状，连绵不断。棕黄色或暗棕色，半透明。质黏稠细腻。密度比水大。气芳香，味苦辛，嚼之粘牙。本品不溶于水，易溶于90％乙醇、二硫化碳、三氯甲烷或冰醋酸中，微溶于乙醚。

课堂　　1.组织学生观察药材标本，注意苏合香的形态、质地和气味特征。
互动　　2.树脂与树胶应如何区别？

【规格标准】以黏稠似饴糖、挑之成丝、质细腻、半透明、香气浓郁、无杂质者为佳。商品常分为进口粗制铁桶装、进口精制铁桶装等规格。

【化学成分】含树脂（苏合香树脂醇、齐墩果酮酸）、肉桂酸等。2015年版《中国药典》规定，本品以干燥品计算，含肉桂酸（$C_9H_8O_2$）不得少于5.0％。

【理化鉴定】

（1）取本品少许置载玻片上，微温（或微量升华），冷却后镜检，有片状或小棒状肉桂酸结晶。

（2）取本品1g与细沙3g混合，置试管中，加高锰酸钾试液5mL，微热，有显著的苯甲醛香气产生。

（3）取本品2g置试管中，加石油醚5～10mL，振摇后静置；取石油醚层，加等量0.5％醋酸铜试液，振摇，石油醚层不得显绿色（检查松香）。

【炮制】取原药材，除去杂质。

【功效应用】开窍，辟秽，止痛。用于中风痰厥、猝然晕倒、胸腹冷痛、惊痫。用法与用量：0.3～1g，宜入丸、散服。

苏合香丸是由苏合香、安息香、冰片、水牛角浓缩粉、麝香、檀香、沉香、丁香、香附、木香、乳香、白术、诃子、朱砂等制成的中成药丸剂，用于治疗心肌梗死、心绞痛等有一定效果。能显著扩张冠状动脉，增加冠脉流量，并增加心肌营养性血流量；能减慢心率，降低心肌耗氧量，并增强动物的耐缺氧能力。

二维码 4-13
苏合香丸

【贮藏】本品香气易流失。置于铁桶中，并灌以清水浸之，密闭，置阴凉干燥处。

金蝉花
ISARIA CICADAE MIQUEL

金蝉花始载于《雷公炮炙论》，是我国发现最为古老的虫生真菌名贵滋补中药材之一，是一种药用价值很高的中药材。

【来源】为麦角菌科真菌大蝉草（*Cordyceps cicadae* Shing）寄生在蝉科昆虫山蝉（*Cicada flammata* Dist.）若虫上的子座及若虫尸体的复合体。

【产地】主产于四川、江苏、浙江、福建等省，安徽、云南省亦产。

【采收加工】夏季采收，干燥。

【性状鉴定】虫体长椭圆形，微弯曲，长约3cm，直径1～1.4cm；表面棕黄色，大部分为灰白色菌丝包被；断面粗糙，白色至类白色，充满松软的内容物。子座自虫体头部生出，灰白色，长条形，卷曲或有分枝；成熟者末端肥大，灰黑色，其上有多数状突出的子囊壳孔。子座易脱落。气特异，味淡。

【规格标准】以个大、完整、肉白、气香者为佳。

【化学成分】含多糖、虫草酸、多种生物碱及麦角甾醇等。

【炮制】取原药材，除去杂质，刷净，干燥，筛去灰屑。

【功效应用】散风热，定惊镇痉。用于风热咳嗽、小儿夜啼、壮热惊悸、手足抽搐。用法与用量：3～6g，煎服；或与鸡、鸭、猪肉等炖服。

二维码 4-14
金蝉花药材

【贮藏】置干燥处。

金蝉花是与冬虫夏草相类似的虫草，具有提高免疫力、抗疲劳、保肾、改善睡眠、抗肿瘤、保肝、抗辐射和明目等多重作用，是神奇的古老中药。人工培养的金蝉花含甘露醇2.18％、多糖21.73％、氨基酸19.76％、虫草素0.005％、腺苷0.05％，这与天然冬虫夏草相似；但汞、铅等有毒重金属无检出，这比天然冬虫夏草安全。因此，金蝉花可以作为冬虫夏草的代用品，同样可以达到滋补养生的作用。

① 金蝉花酒：用于元气不足、肾虚阳痿。

② 金蝉花炖鸭：补虚助阳。适用于久病体虚、贫血、肢冷自汗、盗汗、阳痿遗精等。

学习小结

一、学习内容

药名及科名	主产地	主要性状特征	主要化学成分	功效分类
冬虫夏草 （麦角菌科）	四川、青海、 西藏等	由虫体及子座相连而成。虫体似蚕,有环纹 20～30 条,腹部有足 8 对;子座单枝,折断面纤维状	粗蛋白、虫草酸等	补阳药
灵芝 （多孔菌科）	华东、 西南地区等	呈伞状,菌盖有光泽,具环状棱纹和辐射状皱纹;菌柄多侧生,有漆样光泽。气微香,味苦、涩	甾醇、氨基酸、 多糖等	补气药
银耳 （银耳科）	福建、浙江、 江苏等	呈不规则的花朵或皱缩的块片。外表黄白色或黄褐色,略呈半透明状。浸泡水中膨胀,有胶质	蛋白质、糖类等	补阴药
血竭 （棕榈科）	印度尼西亚、 印度、马来西亚等	暗红色,研粉后为砖红色。在水中不溶,粉末浮于水面,水不染色;在热水中软化	血竭红素、 血竭素等	活血祛瘀药
琥珀 （松科）	云南、广西、 贵州等	断面光亮平滑,具玻璃样光泽。摩擦带电,能吸灯心草或薄纸。燃之易熔,冒黑烟	二松香醇酸、 挥发油等	安神药
苏合香 （金缕梅科）	土耳其等	半流动性的浓稠液体,半透明,质黏稠细腻	树脂、肉桂酸等	开窍药
金蝉花 （麦角菌科）	四川、江苏、 浙江等	虫体表面大部分为灰白色菌丝包被,断面粗糙。子座自虫体头部生出,长条形,卷曲或有分枝	多糖、虫草酸等	解表药

二、学习方法与体会

1. 其他类细贵药材涉及的范围较广,学习时需理论联系实际,对各种类型的药材,应具体情况具体分析,采取相应方法准确进行鉴别。

2. 抓住关键特征识别药材。借助教材,对照实物,通过观察、比较、归纳、分析,抓住主要性状特征,或者理化鉴定的特殊反应来鉴别药材,达到熟悉和认识药材的目的。每个药材都有识别的关键特征,抓住了关键特征就抓住了识别药材的要点。如灵芝木栓质,柄多侧生,漆样光泽;血竭火烤熔化呈血红色液体,火烧产生呛鼻的烟气等。

3. 本单元要求掌握冬虫夏草、血竭 2 个重点药材,熟悉灵芝、银耳 2 个药材。其他药材只要求知晓其主要性状特征,了解其主要化学成分和主要功效。

目标检测

二维码 4-15
目标检测

二维码 4-16
参考答案

实践项目3 其他类细贵药材商品识别

一、技能目标

1. 掌握常用其他类细贵药材性状鉴定的基本方法及其鉴别要点。
2. 认识常用其他类细贵药材的常见混伪品。

二、实践准备

1. 材料准备

常用其他类细贵药材及饮片：冬虫夏草、灵芝、银耳、血竭、琥珀、苏合香、金蝉花等药材商品。均要求药材完整，特征明显。

2. 场地准备

药材经营单位、药材专业市场或中药博物馆。

3. 实践分组

要求每2人一组。

三、实践内容

1. 常用其他类细贵药材的识别训练及鉴别要点归纳

（1）冬虫夏草　由虫体及子座相连而成。虫体似蚕，有环纹20～30条，腹部有足8对；子座单枝，折断面纤维状。

（2）灵芝　呈伞状，菌盖有光泽，具环状棱纹和辐射状皱纹；菌柄多侧生，有漆样光泽。气微香，味苦、涩。

（3）银耳　呈不规则的花朵状或皱缩的块片。外表黄白色或黄褐色，略呈半透明状。浸泡水中膨胀，有胶质。

（4）血竭　暗红色，研粉为砖红色。在水中不溶，粉末浮于水面，水不染色；在热水中软化。

（5）琥珀　断面光亮平滑，具玻璃样光泽。摩擦带电，能吸灯心草或薄纸。燃之易熔，冒黑烟。

（6）苏合香　半流动性的浓稠液体，半透明。质黏稠细腻。

（7）金蝉花　虫体表面大部分为灰白色菌丝包被，断面粗糙。子座自虫体头部生出，长条形，卷曲或有分枝。

2. 其他类细贵药材常见伪品与正品的性状鉴定及比较

冬虫夏草、灵芝、银耳、血竭的常见伪品及鉴别。

四、其他类细贵药材鉴别中常用的经验鉴别术语

（1）菌核　真菌的菌丝组成的坚硬的休眠体，包括营养菌丝和能育菌丝，如猪苓、茯苓。

（2）子实体　真菌中能产生孢子的菌丝体，如灵芝。

五、注意事项

1. 提前与当地药材经营单位、药材仓库或药材专业市场做好实训场地联系。

2. 提前向学生提供常用其他类细贵药材品种清单。

3. 做好实训时间、品种轮转、指导教师及交通等安排。

六、实践后思考及体会

1. 常见其他类细贵药材代表的经营品种有哪些？如何鉴定？

2. 如何用水试或火试的方法鉴别血竭、琥珀、苏合香？

3. 相互交流药材识别经验。

实践项目4　实用细贵药材实验室鉴定

一、技能目标

1. 掌握实用细贵药材实验室鉴定的基本方法及鉴别要点。

2. 学会实用细贵药材粉末标本片制作、显微鉴别特征观察与鉴定报告的完成技能。

3. 知道实用细贵药材理化鉴别方法。

二、实践准备

1. 材料准备

（1）仪器　电子显微镜、酒精灯、临时制片用具（载玻片、盖玻片、镊子、牙签、吸水纸、擦镜纸等）、薄层板、点样器、展开容器、显色装置、高效液相色谱仪。

（2）试剂　水合氯醛试液、稀甘油、蒸馏水。

（3）药材　实用细贵药材及饮片；川贝母、天麻、黄连、灵芝粉末。

2. 场地准备

中药鉴定实验室、中药标本室、模拟中药房。

3. 实践分组

要求每2人一组。

三、实践内容

1. 实用细贵药材商品的实验室识别

（1）实用细贵药材商品识别训练及性状鉴别强化。

（2）实用细贵药材的认药技能考核。

选择 10 种常用细贵药材，要求每种药材的识别及名称书写在 10s 内完成。

2. 实用细贵药材未知粉末的鉴定

（1）一般临时制片　取未知粉末少许，置于洁净的载玻片中央，加蒸馏水 1～2 滴，加盖玻片即成。

（2）水合氯醛透化制片　取未知粉末少许，置于洁净的载玻片中央，滴加水合氯醛试液 1～2 滴，用牙签搅拌均匀，将载玻片于酒精灯火焰外焰上缓慢加热至液体呈黏稠状（不能煮沸，否则易产生气泡），再滴加水合氯醛试液 1～2 滴，搅拌均匀，置酒精灯上加热，重复前面操作 1～2 次，直至材料颜色变为浅透明为止。滴加稀甘油 1～2 滴，搅拌均匀，盖上盖玻片，用吸水纸清洁盖玻片以外多余的液体和粉末即成。

（3）显微观察　对所制标本片进行显微观察。

（4）描绘显微特征　对未知粉末显微特征进行描绘并作出判断，完成鉴定报告。

3. 实用细贵药材的理化鉴定

教师示教关于实用细贵药材薄层色谱法及高效液相色谱法的操作。

四、实践说明及注意事项

1. 认药技能考核以抽查方式进行。

2. 注意观察细贵药材粉末颜色、气味。稀甘油制片注意观察淀粉粒形状与类型等；水合氯醛透化制片应注意观察草酸钙晶体类型、晶纤维、石细胞形状、导管类型等。

3. 显微鉴别结合教师示教。教师可随机抽查学生粉末显微片的清晰度等，亦可安排学生相互检查。

五、实践后思考及体会

1. 水合氯醛透化制片和一般临时制片的操作有何不同？

2. 透化的目的是什么？用水合氯醛透化时应注意什么？

3. 实用细贵药材的理化鉴定方法有哪些？如何操作？

参 考 文 献

［1］ 国家药典委员会. 中华人民共和国药典（2015 年版）［M］. 北京：中国医药科技出版社，2015.

［2］ 艾继周，邓茂芳. 天然药物学 ［M］. 第 2 版. 北京：高等教育出版社，2014.

［3］ 蔡少青，秦路平. 生药学 ［M］. 第 7 版. 北京：人民卫生出版社，2016.

［4］ 饶君凤. 中药鉴定技术 ［M］. 杭州：浙江大学出版社，2018.

［5］ 徐良. 中药养护学 ［M］. 北京：科学出版社，2006.

［6］ 曾宪策，曾庆. 100 味贵细中药材选用 ［M］. 重庆：重庆出版社，2006.

［7］ 陈兴兴，刘强. 常用中药快速鉴别 ［M］. 北京：中国医药科技出版社，2005.

［8］ 张汉明，许铁峰，秦路平，郭澄. 中药鉴别研究的发展和现代鉴别技术介绍 ［J］. 中成药，2000，22（1）：101-110.

附录

附录1　国家重点保护野生药材物种名录

(1987年10月30日国家医药管理局颁布施行)

中文名	学名	保护级别			药材名称
猫科动物虎	*Panthera tigris* Linnaeus(含国内所有亚种)	I			虎骨
猫科动物豹	*Panthera pardus* Linnaeus(含云豹、雪豹)	I			豹骨
牛科动物赛加羚羊	*Saiga tatarica* Linnaeus	I			羚羊角
鹿科动物梅花鹿	*Cervus nippon* Temminck	I			鹿茸
鹿科动物马鹿	*Cervus elaphus* Linnaeus		II		鹿茸
鹿科动物林麝	*Moschus berezovskii* Flerov		II		麝香
鹿科动物马麝	*Moschus sifanicus* Przewalski		II		麝香
鹿科动物原麝	*Moschus moschiferus* Linnaeus		II		麝香
熊科动物黑熊	*Selenarctos thibetanus* Cuvier		II		熊胆
熊科动物棕熊	*Ursus arctos* Linnaeus		II		熊胆
鲮鲤科动物穿山甲	*Manis pentadactyla* Linnaeus		II		穿山甲
蟾蜍科动物中华大蟾蜍	*Bufo bufo gargarizans* Cantor		II		蟾酥
蟾蜍科动物黑眶蟾蜍	*Bufo melanostictus* Schneider		II		蟾酥
蛙科动物中国林蛙	*Rana temporaria chensinensis* David		II		哈蟆油
眼镜蛇科动物银环蛇	*Bungarus multicinctus* Blyth		II		金钱白花蛇
游蛇科动物乌梢蛇	*Zaocys dhumnades*(Cantor)		II		乌梢蛇
蝰科动物五步蛇	*Agkistrodon acutus*(Guenther)		II		蕲蛇
壁虎科动物蛤蚧	*Gekko gecko* Linnaeus		II		蛤蚧
豆科植物甘草	*Glycyrrhiza uralensis* Fisch.		II		甘草
豆科植物胀果甘草	*Glycyrrhiza inflata* Bat.		II		甘草
豆科植物光果甘草	*Glycyrrhiza glabra* L.		II		甘草
毛茛科植物黄连	*Coptis chinensis* Franch.		II		黄连
毛茛科植物三角叶黄连	*Coptis deltoidea* C. Y. Cheng et Hsiao		II		黄连

中文名	学名	保护级别		药材名称
毛茛科植物云连	*Coptis teetoides* C. Y. Cheng	II		黄连
五加科植物人参	*Panax ginseng* C. A. Mey.	II		人参
杜仲科植物杜仲	*Eucommia ulmoides* Oliv.	II		杜仲
木兰科植物厚朴	*Magnolia officinalis* Rehd. et Wils.	II		厚朴
木兰科植物凹叶厚朴	*Magnolia officinalis* Rehd. et Wils. var. *biloba* Rehd.et Wils.	II		厚朴
芸香科植物黄皮树	*Phellodendron chinense* Schneid.	II		黄柏
芸香科植物黄檗	*Phellodendron amurense* Rupr.	II		黄柏
百合科植物剑叶龙血树	*Dracaena cochinchinensin*（Lour.）S. C. Chen	II		血竭
百合科植物川贝母	*Fritillaria cirrhosa* D. Don		III	川贝母
百合科植物暗紫贝母	*Fritillaria unibracteata* Hsiao et K. C. Hsia		III	川贝母
百合科植物甘肃贝母	*Fritillaria przewalskii* Maxim.		III	川贝母
百合科植物梭砂贝母	*Fritillaria delavayi* Franch.		III	川贝母
百合科植物新疆贝母	*Fritillaria walujewii* Regel		III	伊贝母
百合科植物伊犁贝母	*Fritillaria pallidiflora* Schrenk		III	伊贝母
五加科植物刺五加	*Acanthopanax senticosus*（Rupr. et Maxim.）Harms		III	刺五加
唇形科植物黄芩	*Scutellaria baicalensis* Georgi		III	黄芩
百合科植物天冬	*Asparagus cochinchinensis*（Lour.）Merr.		III	天冬
多孔菌科真菌猪苓	*Polyporus umbellatus*（Pers.）Fries		III	猪苓
龙胆科植物条叶龙胆	*Gentiana manshurica* Kitag.		III	龙胆
龙胆科植物龙胆	*Gentiana scabra* Bge		III	龙胆
龙胆科植物三花龙胆	*Gentiana triflora* Pall.		III	龙胆
龙胆科植物坚龙胆	*Gentiana regescens* Franch.		III	龙胆
伞形科植物防风	*Ledebouriella divaricata*（Turcz.）Hiroe		III	防风
远志科植物远志	*Polygala tenuifolia* Willd.		III	远志
远志科植物卵叶远志	*Polygala sibirica* L.		III	远志
玄参科植物胡黄连	*Picrorhiza scrophulariiflora* Pennell		III	胡黄连
列当科植物肉苁蓉	*Cistanche deserticola* Y. C. Ma		III	肉苁蓉
龙胆科植物秦艽	*Gentiana macrophylla* Pall.		III	秦艽
龙胆科植物麻花秦艽	*Gentiana macrophylla* Maxim.		III	秦艽
龙胆科植物粗茎秦艽	*Gentiana crassicaulis* Duthie ex Burk.		III	秦艽
龙胆科植物小秦艽	*Gentiana dahurica* Fisch.		III	秦艽
马兜铃科植物北细辛	*Asarum heterotropoides* Fr. var. *mandshuricum*（Maxim.）Kitag.		III	细辛
马兜铃科植物汉城细辛	*Asarum sieboldii* Miq. var. *seoulense* Nakai		III	细辛
马兜铃科植物细辛	*Asarum sieboldii* Miq.		III	细辛
紫草科植物新疆紫草	*Arnebia euchroma*（Royle）Johnst.		III	紫草
紫草科植物紫草	*Lithospermum erythrorhizon* Sieb. et Zucc.		III	紫草
木兰科植物五味子	*Schisandra chinensis*（Turcz.）Baill.		III	五味子

中文名	学名	保护级别	药材名称
木兰科植物华中五味子	*Schisandra sphenanthera* Rehd. et Wils.	Ⅲ	五味子
马鞭草科植物单叶蔓荆	*Vitex trifolia* L. var. *simplicifolia* Cham.	Ⅲ	蔓荆子
马鞭草科植物蔓荆	*Vitex trifolia* L.	Ⅲ	蔓荆子
使君子科植物诃子	*Terminalia chebula* Retz.	Ⅲ	诃子
使君子科植物绒毛诃子	*Terminalia chebula* Retz. var. *tomentella* Kurt.	Ⅲ	诃子
山茱萸科植物山茱萸	*Cornus officinalis* sieb. et Zucc.	Ⅲ	山茱萸
兰科植物环草石斛	*Dendrobium loddigessii* Rolfe.	Ⅲ	石斛
兰科植物马鞭石斛	*Dendrobium fimbriatum* Hook. var. *oculatum* Hook.	Ⅲ	石斛
兰科植物黄草石斛	*Dendrobium chrysanthum* Wall.	Ⅲ	石斛
兰科植物铁皮石斛	*Dendrobium candidum* Wall. ex Lindl.	Ⅲ	石斛
兰科植物金钗石斛	*Dendrobium nobile* Lindl.	Ⅲ	石斛
伞形科植物新疆阿魏	*Ferula sinkiangensis* K. M. shep.	Ⅲ	阿魏
伞形科植物阜康阿魏	*Ferula fukanensis* K. M. Shen.	Ⅲ	阿魏
木犀科植物连翘	*Forsythia suspensa*（Thunb.）Vahl	Ⅲ	连翘
伞形科植物羌活	*Notopterygium incisum* Ting ex H. T. Chang	Ⅲ	羌活
伞形科植物宽叶羌活	*Notopterygium forbesii* Boiss.	Ⅲ	羌活

说明：

1. 上述名录中的中文名、学名、药材名称以《中华人民共和国药典》（1985 年版）一部为依据。其中部分品种涉及名称 2015 年版《中华人民共和国中国药典》或其他药品标准已有修正：如剑叶龙血树加工药材现为龙血竭，华中五味子加工药材为南五味子，铁皮石斛（学名已修正为：*Dendrobium officinale* Kimura et Migo）加工药材现为铁皮石斛。

2. 本名录收载野生药材物种 76 种，中药材 42 种。其中只列入同一物种有代表性的药材名称。

3. 该文件是第一批国家重点保护野生药材物种名录，近年来，国家相关部门逐步对野生药材物种又作出了一些规定作为补充，如国务院《关于禁止犀牛角和虎骨贸易的通知》，禁止虎骨交易，取消其药用标准，鼓励使用代用品。《国家食品药品监督管理局关于天然麝香、熊胆粉等使用问题的通知》，严格限定天然麝香、熊胆粉在中成药中的使用范围。以及其他如《关于加强赛加羚羊、穿山甲、稀有蛇类资源保护和规范其产品入药管理的通知》等对赛加羚羊、穿山甲和稀有蛇类的猎取、管理、使用等方面严加限定。

附录 2 中华人民共和国野生动物保护法（2018 年修正版）

（1988 年 11 月 8 日第七届全国人民代表大会常务委员会第四次会议通过；根据 2004 年 8 月 28 日第十届全国人民代表大会常务委员会第十一次会议《关于修改〈中华人民共和国野生动物保护法〉的决定》第一次修正；根据 2009 年 8 月 27 日第十一届全国人民代表大会常务委员会第十次会议《关于修改部分法律的决定》第二次修正；2016 年 7 月 2 日第十二届全国人民代表大会常务委员会第二十一次会议修订；根据 2018 年 10 月 26 日第十三届全国人民代表大会常务委员会第六次会议《关于修改〈中华人民共和国野生动物保护法〉等十五部法律的决定》第三次修正）

第一章 总 则

第一条 为了保护野生动物，拯救珍贵、濒危野生动物，维护生物多样性和生态平衡，推进生态文明建设，制定本法。

第二条 在中华人民共和国领域及管辖的其他海域，从事野生动物保护及相关活动，适用本法。本法规定保护的野生动物，是指珍贵、濒危的陆生、水生野生动物和有重要生态、科学、社会价值的陆生野生动物。本法规定的野生动物及其制品，是指野生动物的整体（含卵、蛋）、部分及其衍生物。珍贵、濒危的水生野生动物以外的其他水生野生动物的保护，适用《中华人民共和国渔业法》等有关法律的规定。

第三条 野生动物资源属于国家所有。国家保障依法从事野生动物科学研究、人工繁育等保护及相关活动的组织和个人的合法权益。

第四条 国家对野生动物实行保护优先、规范利用、严格监管的原则，鼓励开展野生动物科学研究，培育公民保护野生动物的意识，促进人与自然和谐发展。

第五条 国家保护野生动物及其栖息地。县级以上人民政府应当制定野生动物及其栖息地相关保护规划和措施，并将野生动物保护经费纳入预算。国家鼓励公民、法人和其他组织依法通过捐赠、资助、志愿服务等方式参与野生动物保护活动，支持野生动物保护公益事业。本法规定的野生动物栖息地，是指野生动物野外种群生息繁衍的重要区域。

第六条 任何组织和个人都有保护野生动物及其栖息地的义务。禁止违法猎捕野生动物、破坏野生动物栖息地。任何组织和个人都有权向有关部门和机关举报或者控告违反本法的行为。野生动物保护主管部门和其他有关部门、机关对举报或者控告，应当及时依法处理。

第七条 国务院林业草原、渔业主管部门分别主管全国陆生、水生野生动物保护工作。县级以上地方人民政府林业草原、渔业主管部门分别主管本行政区域内陆生、水生野生动物保护工作。

第八条 各级人民政府应当加强野生动物保护的宣传教育和科学知识普及工作，鼓励和支持基层群众性自治组织、社会组织、企业事业单位、志愿者开展野生动物保护法律法规和保护知识的宣传活动。教育行政部门、学校应当对学生进行野生动物保护知识教育。新闻媒体应当开展野生动物保护法律法规和保护知识的宣传，对违法行为进行舆论监督。

第九条 在野生动物保护和科学研究方面成绩显著的组织和个人，由县级以上人民政府给予奖励。

第二章 野生动物及其栖息地保护

第十条 国家对野生动物实行分类分级保护。国家对珍贵、濒危的野生动物实行重点保护。国家重点保护的野生动物分为一级保护野生动物和二级保护野生动物。国家重点保护野生动物名录，由国务院野生动物保护主管部门组织科学评估后制定，并每五年根据评估情况确定对名录进行调整。国家重点保护野生动物名录报国务院批准公布。地方重点保护野生动物，是指国家重点保护野生动物以外，由省、自治区、直辖市重点保护的野生动物。地方重点保护野生动物名录，由省、自治区、直辖市人民政府组织科学评估后制定、调整并公布。有重要生态、科学、社会价值的陆生野生动物名录，由国务院野生动物保护主管部门组织科学评估后制定、调整并公布。

第十一条 县级以上人民政府野生动物保护主管部门，应当定期组织或者委托有关科学研究机构对野生动物及其栖息地状况进行调查、监测和评估，建立健全野生动物及其栖息地档案。对野生动物及其栖息地状况的调查、监测和评估应当包括下列内容：（一）野生动物野外分布区域、种群数量及结构；（二）野生动物栖息地的面积、生态状况；（三）野生动物及其栖息地的主要威胁因素；（四）野生动物人工繁育情况等其他需要调查、监测和评估的内容。

第十二条 国务院野生动物保护主管部门应当会同国务院有关部门，根据野生动物及其栖息地状况的调查、监测和评估结果，确定并发布野生动物重要栖息地名录。省级以上人民政府依法划定相关自然保护区域，保护野生动物及其重要栖息地，保护、恢复和改善野生动物生存环境。对不具备划定相关自然保护区域条件的，县级以上人民政府可以采取划定禁猎（渔）区、规定禁猎（渔）期等其他形式予以保护。禁止或者限制在相关自然保护区域内引入外来物种、营造单一纯林、过量施洒农药等人为干扰、威胁野生动物生息繁衍的行为。相关自然保护区域，依照有关法律法规的规定划定和管理。

第十三条 县级以上人民政府及其有关部门在编制有关开发利用规划时，应当充分考虑野生动物及其栖息地保护的需要，分析、预测和评估规划实施可能对野生动物及其栖息地保护产生的整体影响，避免或者减少规划实施可能造成的不利后果。禁止在相关自然保护区域建设法律法规规定不得建设的项目。机场、铁路、公路、水利水电、围堰、围填海等建设项目的选址选线，应当避让相关自然保护区域、野生动物迁徙洄游通道；无法避让的，应当采取修建野生动物通道、过鱼设施等措施，消除或者减少对野生动物的不利影响。建设项目可能对相关自然保护区域、野生动物迁徙洄游通道产生影响的，环境影响评价文件的审批部门在审批环境影响评价文件时，涉及国家重点保护野生动物的，应当征求国务院野生动物保护主管部门意见；涉及地方重点保护野生动物的，应当征求省、自治区、直辖市人民政府野生动物保护主管部门意见。

第十四条 各级野生动物保护主管部门应当监视、监测环境对野生动物的影响。由于环境影响对野生动物造成危害时，野生动物保护主管部门应当会同有关部门进行调查处理。

第十五条 国家或者地方重点保护野生动物受到自然灾害、重大环境污染事故等突发事件威胁时，当地人民政府应当及时采取应急救助措施。县级以上人民政府野生动物保护主管部门应当按照国家有关规定组织开展野生动物收容救护工作。禁止以野生动物收容救护为名买卖野生动物及其制品。

第十六条　县级以上人民政府野生动物保护主管部门、兽医主管部门，应当按照职责分工对野生动物疫源疫病进行监测，组织开展预测、预报等工作，并按照规定制定野生动物疫情应急预案，报同级人民政府批准或者备案。县级以上人民政府野生动物保护主管部门、兽医主管部门、卫生主管部门，应当按照职责分工负责与人畜共患传染病有关的动物传染病的防治管理工作。

第十七条　国家加强对野生动物遗传资源的保护，对濒危野生动物实施抢救性保护。国务院野生动物保护主管部门应当会同国务院有关部门制定有关野生动物遗传资源保护和利用规划，建立国家野生动物遗传资源基因库，对原产我国的珍贵、濒危野生动物遗传资源实行重点保护。

第十八条　有关地方人民政府应当采取措施，预防、控制野生动物可能造成的危害，保障人畜安全和农业、林业生产。

第十九条　因保护本法规定保护的野生动物，造成人员伤亡、农作物或者其他财产损失的，由当地人民政府给予补偿。具体办法由省、自治区、直辖市人民政府制定。有关地方人民政府可以推动保险机构开展野生动物致害赔偿保险业务。有关地方人民政府采取预防、控制国家重点保护野生动物造成危害的措施以及实行补偿所需经费，由中央财政按照国家有关规定予以补助。

第三章　野生动物管理

第二十条　在相关自然保护区域和禁猎（渔）区、禁猎（渔）期内，禁止猎捕以及其他妨碍野生动物生息繁衍的活动，但法律法规另有规定的除外。野生动物迁徙洄游期间，在前款规定区域外的迁徙洄游通道内，禁止猎捕并严格限制其他妨碍野生动物生息繁衍的活动。迁徙洄游通道的范围以及妨碍野生动物生息繁衍活动的内容，由县级以上人民政府或者其野生动物保护主管部门规定并公布。

第二十一条　禁止猎捕、杀害国家重点保护野生动物。因科学研究、种群调控、疫源疫病监测或者其他特殊情况，需要猎捕国家一级保护野生动物的，应当向国务院野生动物保护主管部门申请特许猎捕证；需要猎捕国家二级保护野生动物的，应当向省、自治区、直辖市人民政府野生动物保护主管部门申请特许猎捕证。

第二十二条　猎捕非国家重点保护野生动物的，应当依法取得县级以上地方人民政府野生动物保护主管部门核发的狩猎证，并且服从猎捕量限额管理。

第二十三条　猎捕者应当按照特许猎捕证、狩猎证规定的种类、数量、地点、工具、方法和期限进行猎捕。持枪猎捕的，应当依法取得公安机关核发的持枪证。

第二十四条　禁止使用毒药、爆炸物、电击或者电子诱捕装置以及猎套、猎夹、地枪、排铳等工具进行猎捕，禁止使用夜间照明行猎、歼灭性围猎、捣毁巢穴、火攻、烟熏、网捕等方法进行猎捕，但因科学研究确需网捕、电子诱捕的除外。前款规定以外的禁止使用的猎捕工具和方法，由县级以上地方人民政府规定并公布。

第二十五条　国家支持有关科学研究机构因物种保护目的人工繁育国家重点保护野生动物。前款规定以外的人工繁育国家重点保护野生动物实行许可制度。人工繁育国家重点保护野生动物的，应当经省、自治区、直辖市人民政府野生动物保护主管部门批准，取得人工繁育许可证，但国务院对批准机关另有规定的除外。人工繁育国家重点保护野生动物应当使用人工繁育子代种源，建立物种系谱、繁育档案和个体数据。因物种保护目的确需采用野外种源的，适用本法第二十一条和第二十三条的规定。本法所称人工繁育子代，是指人工控制条件下繁殖出生的子代个体且其亲本也在人工控制条件下出生。

第二十六条　人工繁育国家重点保护野生动物应当有利于物种保护及其科学研究，不得破坏野外种群资源，并根据野生动物习性确保其具有必要的活动空间和生息繁衍、卫生健康条件，具备与其繁育目的、种类、发展规模相适应的场所、设施、技术，符合有关技术标准和防疫要求，不得虐待野生动物。省级以上人民政府野生动物保护主管部门可以根据保护国家重点保护野生动物的需要，组织开展国家重点保护野生动物放归野外环境工作。

第二十七条　禁止出售、购买、利用国家重点保护野生动物及其制品。因科学研究、人工繁育、公众展示展演、文物保护或者其他特殊情况，需要出售、购买、利用国家重点保护野生动物及其制品的，应当经省、自治区、直辖市人民政府野生动物保护主管部门批准，并按照规定取得和使用专用标识，保证可追溯，但国务院对批准机关另有规定的除外。实行国家重点保护野生动物及其制品专用标识的范围和管理办法，由国务院野生动物保护主管部门规定。出售、利用非国家重点保护野生动物的，应当提供狩猎、进出口等合法来源证明。出售本条第二款、第四款规定的野生动物的，还应当依法附有检疫证明。

第二十八条　对人工繁育技术成熟稳定的国家重点保护野生动物，经科学论证，纳入国务院野生动物保护主管部门制定的人工繁育国家重点保护野生动物名录。对列入名录的野生动物及其制品，可以凭人工繁育许可证，按照省、自治区、直辖市人民政府野生动物保护主管部门核验的年度生产数量直接取得专用标识，凭专用标识出售和利用，保证可追溯。对本法第十条规定的国家重点保护野生动物名录进行调整时，根据有关野外种群保护情况，可以对前款规定的有关人工繁育技术成熟稳定野生动物的人工种群，不再列入国家重点保护野生动物名录，实行与野外种群不同的管理措施，但应当依照本法第二十五条第二款和本条第一款的规定取得人工繁育许可证和专用标识。

第二十九条　利用野生动物及其制品的，应当以人工繁育种群为主，有利于野外种群养护，符合生态文明建设的要求，尊重社会公德，遵守法律法规和国家有关规定。野生动物及其制品作为药品经营和利用的，还应当遵守有关药品管理的法律法规。

第三十条　禁止生产、经营使用国家重点保护野生动物及其制品制作的食品，或者使用没有合法来源证明的非国家重点保护野生动物及其制品制作的食品。禁止为食用非法购买国家重点保护的野生动物及其制品。

第三十一条　禁止为出售、购买、利用野生动物或者禁止使用的猎捕工具发布广告。禁止为违法出售、购买、利用野生动物制品发布广告。

第三十二条　禁止网络交易平台、商品交易市场等交易场所，为违法出售、购买、利用野生动物及其制品或者禁止使用的猎捕工具提供交易服务。

第三十三条　运输、携带、寄递国家重点保护野生动物及其制品、本法第二十八条第二款规定的野生动物及其制品出县境的，应当持有或者附有本法第二十一条、第二十五条、第二十七条或者第二十八条规定的许可证、批准文件的副本或者专用标识，以及检疫证明。运输非国家重点保护野生动物出县境的，应当持有狩猎、进出口等合法来源证明，以及检疫证明。

第三十四条　县级以上人民政府野生动物保护主管部门应当对科学研究、人工繁育、公众展示展演等利用野生动物及其制品的活动进行监督管理。县级以上人民政府其他有关部门，应当按照职责分工对野生动物及其制品出售、购买、利用、运输、寄递等活动进行监督检查。

第三十五条 中华人民共和国缔结或者参加的国际公约禁止或者限制贸易的野生动物或者其制品名录，由国家濒危物种进出口管理机构制定、调整并公布。进出口列入前款名录的野生动物或者其制品的，出口国家重点保护野生动物或者其制品的，应当经国务院野生动物保护主管部门或者国务院批准，并取得国家濒危物种进出口管理机构核发的允许进出口证明书。海关依法实施进出境检疫，凭允许进出口证明书、检疫证明按照规定办理通关手续。涉及科学技术保密的野生动物物种的出口，按照国务院有关规定办理。列入本条第一款名录的野生动物，经国务院野生动物保护主管部门核准，在本法适用范围内可以按照国家重点保护的野生动物管理。

第三十六条 国家组织开展野生动物保护及相关执法活动的国际合作与交流；建立防范、打击野生动物及其制品的走私和非法贸易的部门协调机制，开展防范、打击走私和非法贸易行动。

第三十七条 从境外引进野生动物物种的，应当经国务院野生动物保护主管部门批准。从境外引进列入本法第三十五条第一款名录的野生动物，还应当依法取得允许进出口证明书。海关依法实施进境检疫，凭进口批准文件或者允许进出口证明书以及检疫证明按照规定办理通关手续。从境外引进野生动物物种的，应当采取安全可靠的防范措施，防止其进入野外环境，避免对生态系统造成危害。确需将其放归野外的，按照国家有关规定执行。

第三十八条 任何组织和个人将野生动物放生至野外环境，应当选择适合放生地野外生存的当地物种，不得干扰当地居民的正常生活、生产，避免对生态系统造成危害。随意放生野生动物，造成他人人身、财产损害或者危害生态系统的，依法承担法律责任。

第三十九条 禁止伪造、变造、买卖、转让、租借特许猎捕证、狩猎证、人工繁育许可证及专用标识，出售、购买、利用国家重点保护野生动物及其制品的批准文件，或者允许进出口证明书、进出口等批准文件。前款规定的有关许可证书、专用标识、批准文件的发放情况，应当依法公开。

第四十条 外国人在我国对国家重点保护野生动物进行野外考察或者在野外拍摄电影、录像，应当经省、自治区、直辖市人民政府野生动物保护主管部门或者其授权的单位批准，并遵守有关法律法规规定。

第四十一条 地方重点保护野生动物和其他非国家重点保护野生动物的管理办法，由省、自治区、直辖市人民代表大会或者其常务委员会制定。

第四章 法律责任

第四十二条 野生动物保护主管部门或者其他有关部门、机关不依法作出行政许可决定，发现违法行为或者接到对违法行为的举报不予查处或者不依法查处，或者有滥用职权等其他不依法履行职责的行为的，由本级人民政府或者上级人民政府有关部门、机关责令改正，对负有责任的主管人员和其他直接责任人员依法给予记过、记大过或者降级处分；造成严重后果的，给予撤职或者开除处分，其主要负责人应当引咎辞职；构成犯罪的，依法追究刑事责任。

第四十三条 违反本法第十二条第三款、第十三条第二款规定的，依照有关法律法规的规定处罚。

第四十四条 违反本法第十五条第三款规定，以收容救护为名买卖野生动物及其制品的，由县级以上人民政府野生动物保护主管部门没收野生动物及其制品、违法所得，并处野生动物及其制品价值二倍以上十倍以下的罚款，将有关违法信息记入社会诚信档案，向社会公布；构成犯罪的，依法追究刑事责任。

第四十五条 违反本法第二十条、第二十一条、第二十三条第一款、第二十四条第一款规定，在相关自然保护区域、禁猎（渔）区、禁猎（渔）期猎捕国家重点保护野生动物，未取得特许猎捕证、未按照特许猎捕证规定猎捕、杀害国家重点保护野生动物，或者使用禁用的工具、方法猎捕国家重点保护野生动物的，由县级以上人民政府野生动物保护主管部门、海洋执法部门或者有关保护区域管理机构按照职责分工没收猎获物、猎捕工具和违法所得，吊销特许猎捕证，并处猎获物价值二倍以上十倍以下的罚款；没有猎获物的，并处一万元以上五万元以下的罚款；构成犯罪的，依法追究刑事责任。

第四十六条 违反本法第二十条、第二十二条、第二十三条第一款、第二十四条第一款规定，在相关自然保护区域、禁猎（渔）区、禁猎（渔）期猎捕非国家重点保护野生动物，未取得狩猎证、未按照狩猎证规定猎捕非国家重点保护野生动物，或者使用禁用的工具、方法猎捕非国家重点保护野生动物的，由县级以上地方人民政府野生动物保护主管部门或者有关保护区域管理机构按照职责分工没收猎获物、猎捕工具和违法所得，吊销狩猎证，并处猎获物价值一倍以上五倍以下的罚款；没有猎获物的，并处二千元以上一万元以下的罚款；构成犯罪的，依法追究刑事责任。违反本法第二十三条第二款规定，未取得持枪证持枪猎捕野生动物，构成违反治安管理行为的，由公安机关依法给予治安管理处罚；构成犯罪的，依法追究刑事责任。

第四十七条 违反本法第二十五条第二款规定，未取得人工繁育许可证繁育国家重点保护野生动物或者本法第二十八条第二款规定的野生动物的，由县级以上人民政府野生动物保护主管部门没收野生动物及其制品，并处野生动物及其制品价值一倍以上五倍以下的罚款。

第四十八条 违反本法第二十七条第一款和第二款、第二十八条第一款、第三十三条第一款规定，未经批准、未取得或者未按照规定使用专用标识，或者未持有、未附有人工繁育许可证、批准文件的副本或者专用标识出售、购买、利用、运输、携带、寄递国家重点保护野生动物及其制品或者本法第二十八条第二款规定的野生动物及其制品的，由县级以上人民政府野生动物保护主管部门或者市场监督管理部门按照职责分工没收野生动物及其制品和违法所得，并处野生动物及其制品价值二倍以上十倍以下的罚款；情节严重的，吊销人工繁育许可证、撤销批准文件、收回专用标识；构成犯罪的，依法追究刑事责任。违反本法第二十七条第四款、第三十三条第二款规定，未持有合法来源证明出售、利用、运输非国家重点保护野生动物的，由县级以上地方人民政府野生动物保护主管部门或者市场监督管理部门按照职责分工没收野生动物，并处野生动物价值一倍以上五倍以下的罚款。违反本法第二十七条第五款、第三十三条规定，出售、运输、携带、寄递有关野生动物及其制品未持有或者未附有检疫证明的，依照《中华人民共和国动物防疫法》的规定处罚。

第四十九条 违反本法第三十条规定，生产、经营使用国家重点保护野生动物及其制品或者没有合法来源证明的非国家重点保护野生动物及其制品制作食品，或者为食用非法购买国家重点保护的野生动物及其制品的，由县级以上人民政府野生动物保护主管部门或者市场监督管理部门按照职责分工责令停止违法行为，没收野生动物及其制品和违法所得，并处野生动物及其制品价值二倍以上十倍以下的罚款；构成犯罪的，依法追究刑事责任。

第五十条　违反本法第三十一条规定，为出售、购买、利用野生动物及其制品或者禁止使用的猎捕工具发布广告的，依照《中华人民共和国广告法》的规定处罚。

第五十一条　违反本法第三十二条规定，为违法出售、购买、利用野生动物及其制品或者禁止使用的猎捕工具提供交易服务的，由县级以上人民政府市场监督管理部门责令停止违法行为，限期改正，没收违法所得，并处违法所得二倍以上五倍以下的罚款；没有违法所得的，处一万元以上五万元以下的罚款；构成犯罪的，依法追究刑事责任。

第五十二条　违反本法第三十五条规定，进出口野生动物或者其制品的，由海关、公安机关、海洋执法部门依照法律、行政法规和国家有关规定处罚；构成犯罪的，依法追究刑事责任。

第五十三条　违反本法第三十七条第一款规定，从境外引进野生动物物种的，由县级以上人民政府野生动物保护主管部门没收所引进的野生动物，并处五万元以上二十五万元以下的罚款；未依法实施进境检疫的，依照《中华人民共和国进出境动植物检疫法》的规定处罚；构成犯罪的，依法追究刑事责任。

第五十四条　违反本法第三十七条第二款规定，将从境外引进的野生动物放归野外环境的，由县级以上人民政府野生动物保护主管部门责令限期捕回，处一万元以上五万元以下的罚款；逾期不捕回的，由有关野生动物保护主管部门代为捕回或者采取降低影响的措施，所需费用由被责令限期捕回者承担。

第五十五条　违反本法第三十九条第一款规定，伪造、变造、买卖、转让、租借有关证件、专用标识或者有关批准文件的，由县级以上人民政府野生动物保护主管部门没收违法证件、专用标识、有关批准文件和违法所得，并处五万元以上二十五万元以下的罚款；构成违反治安管理行为的，由公安机关依法给予治安管理处罚；构成犯罪的，依法追究刑事责任。

第五十六条　依照本法规定没收的实物，由县级以上人民政府野生动物保护主管部门或者其授权的单位按照规定处理。

第五十七条　本法规定的猎获物价值、野生动物及其制品价值的评估标准和方法，由国务院野生动物保护主管部门制定。

第五章　附　　则

第五十八条　本法自 2017 年 1 月 1 日起施行。

附录3 中华人民共和国野生植物保护条例（2017年修正版）

（1996年9月30日中华人民共和国国务院令第204号发布；根据2017年10月7日中华人民共和国国务院令第687号公布，自公布之日起施行的《国务院关于修改部分行政法规的决定》修正）

第一章 总 则

第一条 为了保护、发展和合理利用野生植物资源，保护生物多样性，维护生态平衡，制定本条例。

第二条 在中华人民共和国境内从事野生植物的保护、发展和利用活动，必须遵守本条例。本条例所保护的野生植物，是指原生地天然生长的珍贵植物和原生地天然生长并具有重要经济、科学研究、文化价值的濒危、稀有植物。药用野生植物和城市园林、自然保护区、风景名胜区内的野生植物的保护，同时适用有关法律、行政法规。

第三条 国家对野生植物资源实行加强保护、积极发展、合理利用的方针。

第四条 国家保护依法开发利用和经营管理野生植物资源的单位和个人的合法权益。

第五条 国家鼓励和支持野生植物科学研究、野生植物的就地保护和迁地保护。在野生植物资源保护、科学研究、培育利用和宣传教育方面成绩显著的单位和个人，由人民政府给予奖励。

第六条 县级以上各级人民政府有关主管部门应当开展保护野生植物的宣传教育，普及野生植物知识，提高公民保护野生植物的意识。

第七条 任何单位和个人都有保护野生植物资源的义务，对侵占或者破坏野生植物及其生长环境的行为有权检举和控告。

第八条 国务院林业行政主管部门主管全国林区内野生植物和林区外珍贵野生树木的监督管理工作。国务院农业行政主管部门主管全国其他野生植物的监督管理工作。国务院建设行政部门负责城市园林、风景名胜区内野生植物的监督管理工作。国务院环境保护部门负责对全国野生植物环境保护工作的协调和监督。国务院其他有关部门依照职责分工负责有关的野生植物保护工作。县级以上地方人民政府负责野生植物管理工作的部门及其职责，由省、自治区、直辖市人民政府根据当地具体情况规定。

第二章 野生植物保护

第九条 国家保护野生植物及其生长环境。禁止任何单位和个人非法采集野生植物或者破坏其生长环境。

第十条 野生植物分为国家重点保护野生植物和地方重点保护野生植物。国家重点保护野生植物分为国家一级保护野生植物和国家二级保护野生植物。国家重点保护野生植物名录，由国务院林业行政主管部门、农业行政主管部门（以下简称国务院野生植物行政主管部门）商国务院环境保护、建设等有关部门制定，报国务院批准公布。地方重点保护野生植物，是指国家重点保护野生植物以外，由省、自治区、直辖市保护的野生植物。地方重点保护野生植物名录，由省、自治区、直辖市人民政府制定并公布，报国务院备案。

第十一条　在国家重点保护野生植物物种和地方重点保护野生植物物种的天然集中分布区域，应当依照有关法律、行政法规的规定，建立自然保护区；在其他区域，县级以上地方人民政府野生植物行政主管部门和其他有关部门可以根据实际情况建立国家重点保护野生植物和地方重点保护野生植物的保护点或者设立保护标志。禁止破坏国家重点保护野生植物和地方重点保护野生植物的保护点的保护设施和保护标志。

第十二条　野生植物行政主管部门及其他有关部门应当监视、监测环境对国家重点保护野生植物生长和地方重点保护野生植物生长的影响，并采取措施，维护和改善国家重点保护野生植物和地方重点保护野生植物的生长条件。由于环境影响对国家重点保护野生植物和地方重点保护野生植物的生长造成危害时，野生植物行政主管部门应当会同其他有关部门调查并依法处理。

第十三条　建设项目对国家重点保护野生植物和地方重点保护野生植物的生长环境产生不利影响的，建设单位提交的环境影响报告书中必须对此作出评价；环境保护部门在审批环境影响报告书时，应当征求野生植物行政主管部门的意见。

第十四条　野生植物行政主管部门和有关单位对生长受到威胁的国家重点保护野生植物和地方重点保护野生植物应当采取拯救措施，保护或者恢复其生长环境，必要时应当建立繁育基地、种质资源库或者采取迁地保护措施。

第三章　野生植物管理

第十五条　野生植物行政主管部门应当定期组织国家重点保护野生植物和地方重点保护野生植物资源调查，建立资源档案。

第十六条　禁止采集国家一级保护野生植物。因科学研究、人工培育、文化交流等特殊需要，采集国家一级保护野生植物的，应当按照管理权限向国务院林业行政主管部门或者其授权的机构申请采集证；或者向采集地的省、自治区、直辖市人民政府农业行政主管部门或者其授权的机构申请采集证。采集国家二级保护野生植物的，必须经采集地的县级人民政府野生植物行政主管部门签署意见后，向省、自治区、直辖市人民政府野生植物行政主管部门或者其授权的机构申请采集证。采集城市园林或者风景名胜区内的国家一级或者二级保护野生植物的，须先征得城市园林或者风景名胜区管理机构同意，分别依照前两款的规定申请采集证。采集珍贵野生树木或者林区内、草原上的野生植物的，依照森林法、草原法的规定办理。野生植物行政主管部门发放采集证后，应当抄送环境保护部门备案。采集证的格式由国务院野生植物行政主管部门制定。

第十七条　采集国家重点保护野生植物的单位和个人，必须按照采集证规定的种类、数量、地点、期限和方法进行采集。县级人民政府野生植物行政主管部门对在本行政区域内采集国家重点保护野生植物的活动，应当进行监督检查，并及时报告批准采集的野生植物行政主管部门或者其授权的机构。

第十八条　禁止出售、收购国家一级保护野生植物。出售、收购国家二级保护野生植物的，必须经省、自治区、直辖市人民政府野生植物行政主管部门或者其授权的机构批准。

第十九条　野生植物行政主管部门应当对经营利用国家二级保护野生植物的活动进行监督检查。

第二十条　出口国家重点保护野生植物或者进出口中国参加的国际公约所限制进出口的

野生植物的，应当按照管理权限经国务院林业行政主管部门批准，或者经进出口者所在地的省、自治区、直辖市人民政府农业行政主管部门审核后报国务院农业行政主管部门批准，并取得国家濒危物种进出口管理机构核发的允许进出口证明书或者标签。海关凭允许进出口证明书或者标签查验放行。国务院野生植物行政主管部门应当将有关野生植物进出口的资料抄送国务院环境保护部门。禁止出口未定名的或者新发现并有重要价值的野生植物。

第二十一条 外国人不得在中国境内采集或者收购国家重点保护野生植物。外国人在中国境内对农业行政主管部门管理的国家重点保护野生植物进行野外考察的，应当经农业行政主管部门管理的国家重点保护野生植物所在地的省、自治区、直辖市人民政府农业行政主管部门批准。

第二十二条 地方重点保护野生植物的管理办法，由省、自治区、直辖市人民政府制定。

第四章　法律责任

第二十三条 未取得采集证或者未按照采集证的规定采集国家重点保护野生植物的，由野生植物行政主管部门没收所采集的野生植物和违法所得，可以并处违法所得 10 倍以下的罚款；有采集证的，并可以吊销采集证。

第二十四条 违反本条例规定，出售、收购国家重点保护野生植物的，由工商行政管理部门或者野生植物行政主管部门按照职责分工没收野生植物和违法所得，可以并处违法所得 10 倍以下的罚款。

第二十五条 非法进出口野生植物的，由海关依照海关法的规定处罚。

第二十六条 伪造、倒卖、转让采集证、允许进出口证明书或者有关批准文件、标签的，由野生植物行政主管部门或者工商行政管理部门按照职责分工收缴，没收违法所得，可以并处 5 万元以下的罚款。

第二十七条 外国人在中国境内采集、收购国家重点保护野生植物，或者未经批准对农业行政主管部门管理的国家重点保护野生植物进行野外考察的，由野生植物行政主管部门没收所采集、收购的野生植物和考察资料，可以并处 5 万元以下的罚款。

第二十八条 违反本条例规定，构成犯罪的，依法追究刑事责任。

第二十九条 野生植物行政主管部门的工作人员滥用职权、玩忽职守、徇私舞弊，构成犯罪的，依法追究刑事责任；尚不构成犯罪的，依法给予行政处分。

第三十条 依照本条例规定没收的实物，由作出没收决定的机关按照国家有关规定处理。

第五章　附　　则

第三十一条 中华人民共和国缔结或者参加的与保护野生植物有关的国际条约与本条例有不同规定的，适用国际条约的规定；但是，中华人民共和国声明保留的条款除外。

第三十二条 本条例自 1997 年 1 月 1 日起施行。

附录4 中华人民共和国陆生野生动物保护实施条例
（2016年修订版）

（1992年2月12日国务院批准，1992年3月1日林业部发布；根据2011年1月8日《国务院关于废止和修改部分行政法规的决定》国务院令第588号修订；根据2016年2月6日《国务院关于修改部分行政法规的决定》国务院令第666号修订）

第一章 总　则

第一条　根据《中华人民共和国野生动物保护法》（以下简称《野生动物保护法》）的规定，制定本条例。

第二条　本条例所称陆生野生动物，是指依法受保护的珍贵、濒危、有益的和有重要经济、科学研究价值的陆生野生动物（以下简称野生动物）；所称野生动物产品，是指陆生野生动物的任何部分及其衍生物。

第三条　国务院林业行政主管部门主管全国陆生野生动物管理工作。省、自治区、直辖市人民政府林业行政主管部门主管本行政区域内陆生野生动物管理工作。自治州、县和市人民政府陆生野生动物管理工作的行政主管部门，由省、自治区、直辖市人民政府确定。

第四条　县级以上各级人民政府有关主管部门应当鼓励、支持有关科研、教学单位开展野生动物科学研究工作。

第五条　野生动物行政主管部门有权对《野生动物保护法》和本条例的实施情况进行监督检查，被检查的单位和个人应当给予配合。

第二章 野生动物保护

第六条　县级以上地方各级人民政府应当开展保护野生动物的宣传教育，可以确定适当时间为保护野生动物宣传月、爱鸟周等，提高公民保护野生动物的意识。

第七条　国务院林业行政主管部门和省、自治区、直辖市人民政府林业行政主管部门，应当定期组织野生动物资源调查，建立资源档案，为制定野生动物资源保护发展方案、制定和调整国家和地方重点保护野生动物名录提供依据。野生动物资源普查每十年进行一次。

第八条　县级以上各级人民政府野生动物行政主管部门，应当组织社会各方面力量，采取生物技术措施和工程技术措施，维护和改善野生动物生存环境，保护和发展野生动物资源。禁止任何单位和个人破坏国家和地方重点保护野生动物的生息繁衍场所和生存条件。

第九条　任何单位和个人发现受伤、病弱、饥饿、受困、迷途的国家和地方重点保护野生动物时，应当及时报告当地野生动物行政主管部门，由其采取救护措施；也可以就近送具备救护条件的单位救护。救护单位应当立即报告野生动物行政主管部门，并按照国务院林业行政主管部门的规定办理。

第十条　有关单位和个人对国家和地方重点保护野生动物可能造成的危害，应当采取防范措施。因保护国家和地方重点保护野生动物受到损失的，可以向当地人民政府野生动物行政主管部门提出补偿要求。经调查属实并确实需要补偿的，由当地人民政府按照省、自治区、直辖市人民政府的有关规定给予补偿。

第三章　野生动物猎捕管理

第十一条　禁止猎捕、杀害国家重点保护野生动物。有下列情形之一，需要猎捕国家重点保护野生动物的，必须申请特许猎捕证：（一）为进行野生动物科学考察、资源调查，必须猎捕的；（二）为驯养繁殖国家重点保护野生动物，必须从野外获取种源的；（三）为承担省级以上科学研究项目或者国家医药生产任务，必须从野外获取国家重点保护野生动物的；（四）为宣传、普及野生动物知识或者教学、展览的需要，必须从野外获取国家重点保护野生动物的；（五）因国事活动的需要，必须从野外获取国家重点保护野生动物的；（六）为调控国家重点保护野生动物种群数量和结构，经科学论证必须猎捕的；（七）因其他特殊情况，必须捕捉、猎捕国家重点保护野生动物的。

第十二条　申请特许猎捕证的程序如下：（一）需要捕捉国家一级保护野生动物的，必须附具申请人所在地和捕捉地的省、自治区、直辖市人民政府林业行政主管部门签署的意见，向国务院林业行政主管部门申请特许猎捕证；（二）需要在本省、自治区、直辖市猎捕国家二级保护野生动物的，必须附具申请人所在地的县级人民政府野生动物行政主管部门签署的意见，向省、自治区、直辖市人民政府林业行政主管部门申请特许猎捕证；（三）需要跨省、自治区、直辖市猎捕国家二级保护野生动物的，必须附具申请人所在地的省、自治区、直辖市人民政府林业行政主管部门签署的意见，向猎捕地的省、自治区、直辖市人民政府林业行政主管部门申请特许猎捕证。动物园需要申请捕捉国家一级保护野生动物的，在向国务院林业行政主管部门申请特许猎捕证前，须经国务院建设行政主管部门审核同意；需要申请捕捉国家二级保护野生动物的，在向申请人所在地的省、自治区、直辖市人民政府林业行政主管部门申请特许猎捕证前，须经同级政府建设行政主管部门审核同意。负责核发特许猎捕证的部门接到申请后，应当在 3 个月内作出批准或者不批准的决定。

第十三条　有下列情形之一的，不予发放特许猎捕证：（一）申请猎捕者有条件以合法的非猎捕方式获得国家重点保护野生动物的种源、产品或者达到所需目的的；（二）猎捕申请不符合国家有关规定或者申请使用的猎捕工具、方法以及猎捕时间、地点不当的；（三）根据野生动物资源现状不宜捕捉、猎捕的。

第十四条　取得特许猎捕证的单位和个人，必须按照特许猎捕证规定的种类、数量、地点、期限、工具和方法进行猎捕，防止误伤野生动物或者破坏其生存环境。猎捕作业完成后，应当在 10 日内向猎捕地的县级人民政府野生动物行政主管部门申请查验。县级人民政府野生动物行政主管部门对在本行政区域内猎捕国家重点保护野生动物的活动，应当进行监督检查，并及时向批准猎捕的机关报告监督检查结果。

第十五条　猎捕非国家重点保护野生动物的，必须持有狩猎证，并按照狩猎证规定的种类、数量、地点、期限、工具和方法进行猎捕。狩猎证由省、自治区、直辖市人民政府林业行政主管部门按照国务院林业行政主管部门的规定印制，县级人民政府野生动物行政主管部门或者其授权的单位核发。狩猎证每年验证 1 次。

第十六条　省、自治区、直辖市人民政府林业行政主管部门，应当根据本行政区域内非国家重点保护野生动物的资源现状，确定狩猎动物种类，并实行年度猎捕量限额管理。狩猎动物种类和年度猎捕量限额，由县级人民政府野生动物行政主管部门按照保护资源、永续利用的原则提出，经省、自治区、直辖市人民政府林业行政主管部门批准，报国务院林业行政主管部门备案。

第十七条　县级以上地方各级人民政府野生动物行政主管部门应当组织狩猎者有计划地开展狩猎活动。在适合狩猎的区域建立固定狩猎场所的，必须经省、自治区、直辖市人民政府林业行政主管部门批准。

第十八条　禁止使用军用武器、气枪、毒药、炸药、地枪、排铳、非人为直接操作并危害人畜安全的狩猎装置、夜间照明行猎、歼灭性围猎、火攻、烟熏以及县级以上各级人民政府或者其野生动物行政主管部门规定禁止使用的其他狩猎工具和方法狩猎。

第十九条　外国人在中国境内对国家重点保护野生动物进行野外考察、标本采集或者在野外拍摄电影、录像的，必须向国家重点保护野生动物所在地的省、自治区、直辖市人民政府林业行政主管部门提出申请，经其审核后，报国务院林业行政主管部门或者其授权的单位批准。

第二十条　外国人在中国境内狩猎，必须在国务院林业行政主管部门批准的对外国人开放的狩猎场所内进行，并遵守中国有关法律、法规的规定。

第四章　野生动物驯养繁殖管理

第二十一条　驯养繁殖国家重点保护野生动物的，应当持有驯养繁殖许可证。国务院林业行政主管部门和省、自治区、直辖市人民政府林业行政主管部门可以根据实际情况和工作需要，委托同级有关部门审批或者核发国家重点保护野生动物驯养繁殖许可证。动物园驯养繁殖国家重点保护野生动物的，林业行政主管部门可以委托同级建设行政主管部门核发驯养繁殖许可证。驯养繁殖许可证由国务院林业行政主管部门印制。

第二十二条　从国外或者外省、自治区、直辖市引进野生动物进行驯养繁殖的，应当采取适当措施，防止其逃至野外；需要将其放生于野外的，放生单位应当向所在省、自治区、直辖市人民政府林业行政主管部门提出申请，经省级以上人民政府林业行政主管部门指定的科研机构进行科学论证后，报国务院林业行政主管部门或者其授权的单位批准。擅自将引进的野生动物放生于野外或者因管理不当使其逃至野外的，由野生动物行政主管部门责令限期捕回或者采取其他补救措施。

第二十三条　从国外引进的珍贵、濒危野生动物，经国务院林业行政主管部门核准，可以视为国家重点保护野生动物；从国外引进的其他野生动物，经省、自治区、直辖市人民政府林业行政主管部门核准，可以视为地方重点保护野生动物。

第五章　野生动物经营利用管理

第二十四条　收购驯养繁殖的国家重点保护野生动物或者其产品的单位，由省、自治区、直辖市人民政府林业行政主管部门商有关部门提出，经同级人民政府或者其授权的单位批准，凭批准文件向工商行政管理部门申请登记注册。依照前款规定经核准登记的单位，不得收购未经批准出售的国家重点保护野生动物或者其产品。

第二十五条　经营利用非国家重点保护野生动物或者其产品的，应当向工商行政管理部门申请登记注册。

第二十六条　禁止在集贸市场出售、收购国家重点保护野生动物或者其产品。持有狩猎证的单位和个人需要出售依法获得的非国家重点保护野生动物或者其产品的，应当按照狩猎证规定的种类、数量向经核准登记的单位出售，或者在当地人民政府有关部门指定的集贸市场出售。

第二十七条　县级以上各级人民政府野生动物行政主管部门和工商行政管理部门，应当对野生动物或者其产品的经营利用建立监督检查制度，加强对经营利用野生动物或者其产品的监督管理。对进入集贸市场的野生动物或者其产品，由工商行政管理部门进行监督管理；在集贸市场以外经营野生动物或者其产品，由野生动物行政主管部门、工商行政管理部门或者其授权的单位进行监督管理。

第二十八条　运输、携带国家重点保护野生动物或者其产品出县境的，应当凭特许猎捕证、驯养繁殖许可证，向县级人民政府野生动物行政主管部门提出申请，报省、自治区、直辖市人民政府林业行政主管部门或者其授权的单位批准。动物园之间因繁殖动物，需要运输国家重点保护野生动物的，可以由省、自治区、直辖市人民政府林业行政主管部门授权同级建设行政主管部门审批。

第二十九条　出口国家重点保护野生动物或者其产品的，以及进出口中国参加的国际公约所限制进出口的野生动物或者其产品的，必须经进出口单位或者个人所在地的省、自治区、直辖市人民政府林业行政主管部门审核，报国务院林业行政主管部门或者国务院批准；属于贸易性进出口活动的，必须由具有有关商品进出口权的单位承担。动物园因交换动物需要进出口前款所称野生动物的，国务院林业行政主管部门批准前或者国务院林业行政主管部门报请国务院批准前，应当经国务院建设行政主管部门审核同意。

第三十条　利用野生动物或者其产品举办出国展览等活动的经济收益，主要用于野生动物保护事业。

第六章　奖励和惩罚

第三十一条　有下列事迹之一的单位和个人，由县级以上人民政府或者其野生动物行政主管部门给予奖励：（一）在野生动物资源调查、保护管理、宣传教育、开发利用方面有突出贡献的；（二）严格执行野生动物保护法规，成绩显著的；（三）拯救、保护和驯养繁殖珍贵、濒危野生动物取得显著成效的；（四）发现违反野生动物保护法规行为，及时制止或者检举有功的；（五）在查处破坏野生动物资源案件中有重要贡献的；（六）在野生动物科学研究中取得重大成果或者在应用推广科研成果中取得显著效益的；（七）在基层从事野生动物保护管理工作 5 年以上并取得显著成绩的；（八）在野生动物保护管理工作中有其他特殊贡献的。

第三十二条　非法捕杀国家重点保护野生动物的，依照刑法有关规定追究刑事责任；情节显著轻微危害不大的，或者犯罪情节轻微不需要判处刑罚的，由野生动物行政主管部门没收猎获物、猎捕工具和违法所得，吊销特许猎捕证，并处以相当于猎获物价值 10 倍以下的罚款，没有猎获物的处 1 万元以下罚款。

第三十三条　违反野生动物保护法规，在禁猎区、禁猎期或者使用禁用的工具、方法猎捕非国家重点保护野生动物，依照《野生动物保护法》第三十二条的规定处以罚款的，按照下列规定执行：（一）有猎获物的，处以相当于猎获物价值 8 倍以下的罚款；（二）没有猎获物的，处 2000 元以下罚款。

第三十四条　违反野生动物保护法规，未取得狩猎证或者未按照狩猎证规定猎捕非国家重点保护野生动物，依照《野生动物保护法》第三十三条的规定处以罚款的，按照下列规定执行：（一）有猎获物的，处以相当于猎获物价值 5 倍以下的罚款；（二）没有猎获物的，处

1000 元以下罚款。

　　第三十五条　违反野生动物保护法规，在自然保护区、禁猎区破坏国家或者地方重点保护野生动物主要生息繁衍场所，依照《野生动物保护法》第三十四条的规定处以罚款的，按照相当于恢复原状所需费用 3 倍以下的标准执行。在自然保护区、禁猎区破坏非国家或者地方重点保护野生动物主要生息繁衍场所的，由野生动物行政主管部门责令停止破坏行为，限期恢复原状，并处以恢复原状所需费用 2 倍以下的罚款。

　　第三十六条　违反野生动物保护法规，出售、收购、运输、携带国家或者地方重点保护野生动物或者其产品的，由工商行政管理部门或者其授权的野生动物行政主管部门没收实物和违法所得，可以并处相当于实物价值 10 倍以下的罚款。

　　第三十七条　伪造、倒卖、转让狩猎证或者驯养繁殖许可证，依照《野生动物保护法》第三十七条的规定处以罚款的，按照 5000 元以下的标准执行。伪造、倒卖、转让特许猎捕证或者允许进出口证明书，依照《野生动物保护法》第三十七条的规定处以罚款的，按照 5 万元以下的标准执行。

　　第三十八条　违反野生动物保护法规，未取得驯养繁殖许可证或者超越驯养繁殖许可证规定范围驯养繁殖国家重点保护野生动物的，由野生动物行政主管部门没收违法所得，处 3000 元以下罚款，可以并处没收野生动物、吊销驯养繁殖许可证。

　　第三十九条　外国人未经批准在中国境内对国家重点保护野生动物进行野外考察、标本采集或者在野外拍摄电影、录像的，由野生动物行政主管部门没收考察、拍摄的资料以及所获标本，可以并处 5 万元以下罚款。

　　第四十条　有下列行为之一，尚不构成犯罪，应当给予治安管理处罚的，由公安机关依照《中华人民共和国治安管理处罚法》的规定予以处罚：（一）拒绝、阻碍野生动物行政管理人员依法执行职务的；（二）偷窃、哄抢或者故意损坏野生动物保护仪器设备或者设施的；（三）偷窃、哄抢、抢夺非国家重点保护野生动物或者其产品的；（四）未经批准猎捕少量非国家重点保护野生动物的。

　　第四十一条　违反野生动物保护法规，被责令限期捕回而不捕的，被责令限期恢复原状而不恢复的，野生动物行政主管部门或者其授权的单位可以代为捕回或者恢复原状，由被责令限期捕回者或者被责令限期恢复原状者承担全部捕回或者恢复原状所需的费用。

　　第四十二条　违反野生动物保护法规，构成犯罪的，依法追究刑事责任。

　　第四十三条　依照野生动物保护法规没收的实物，按照国务院林业行政主管部门的规定处理。

第七章　附　　则

　　第四十四条　本条例由国务院林业行政主管部门负责解释。
　　第四十五条　本条例自发布之日起施行。

附录 5 中华人民共和国水生野生动物保护实施条例
（2013 年修订版）

(1993 年 9 月 17 日国务院批准，1993 年 10 月 5 日农业部令第 1 号发布；根据 2011 年 1 月 8 日《国务院关于废止和修改部分行政法规的决定》第一次修订；根据 2013 年 12 月 7 日《国务院关于修改部分行政法规的决定》第二次修订)

第一章 总   则

第一条 根据《中华人民共和国野生动物保护法》（以下简称《野生动物保护法》）的规定，制定本条例。

第二条 本条例所称水生野生动物，是指珍贵、濒危的水生野生动物；所称水生野生动物产品，是指珍贵、濒危的水生野生动物的任何部分及其衍生物。

第三条 国务院渔业行政主管部门主管全国水生野生动物管理工作。县级以上地方人民政府渔业行政主管部门主管本行政区域内水生野生动物管理工作。《野生动物保护法》和本条例规定的渔业行政主管部门的行政处罚权，可以由其所属的渔政监督管理机构行使。

第四条 县级以上各级人民政府及其有关主管部门应当鼓励、支持有关科研单位、教学单位开展水生野生动物科学研究工作。

第五条 渔业行政主管部门及其所属的渔政监督管理机构，有权对《野生动物保护法》和本条例的实施情况进行监督检查，被检查的单位和个人应当给予配合。

第二章 水生野生动物保护

第六条 国务院渔业行政主管部门和省、自治区、直辖市人民政府渔业行政主管部门，应当定期组织水生野生动物资源调查，建立资源档案，为制定水生野生动物资源保护发展规划、制定和调整国家和地方重点保护水生野生动物名录提供依据。

第七条 渔业行政主管部门应当组织社会各方面力量，采取有效措施，维护和改善水生野生动物的生存环境，保护和增殖水生野生动物资源。禁止任何单位和个人破坏国家重点保护的和地方重点保护的水生野生动物生息繁衍的水域、场所和生存条件。

第八条 任何单位和个人对侵占或者破坏水生野生动物资源的行为，有权向当地渔业行政主管部门或者其所属的渔政监督管理机构检举和控告。

第九条 任何单位和个人发现受伤、搁浅和因误入港湾、河汊而被困的水生野生动物时，应当及时报告当地渔业行政主管部门或者其所属的渔政监督管理机构，由其采取紧急救护措施；也可以要求附近具备救护条件的单位采取紧急救护措施，并报告渔业行政主管部门。已经死亡的水生野生动物，由渔业行政主管部门妥善处理。捕捞作业时误捕水生野生动物的，应当立即无条件放生。

第十条 因保护国家重点保护的和地方重点保护的水生野生动物受到损失的，可以向当地人民政府渔业行政主管部门提出补偿要求。经调查属实并确实需要补偿的，由当地人民政府按照省、自治区、直辖市人民政府有关规定给予补偿。

第十一条　国务院渔业行政主管部门和省、自治区、直辖市人民政府，应当在国家重点保护的和地方重点保护的水生野生动物的主要生息繁衍的地区和水域，划定水生野生动物自然保护区，加强对国家和地方重点保护水生野生动物及其生存环境的保护管理，具体办法由国务院另行规定。

第三章　水生野生动物管理

第十二条　禁止捕捉、杀害国家重点保护的水生野生动物。有下列情形之一，确需捕捉国家重点保护的水生野生动物的，必须申请特许捕捉证：（一）为进行水生野生动物科学考察、资源调查，必须捕捉的；（二）为驯养繁殖国家重点保护的水生野生动物，必须从自然水域或者场所获取种源的；（三）为承担省级以上科学研究项目或者国家医药生产任务，必须从自然水域或者场所获取国家重点保护的水生野生动物的；（四）为宣传、普及水生野生动物知识或者教学、展览的需要，必须从自然水域或者场所获取国家重点保护的水生野生动物的；（五）因其他特殊情况，必须捕捉的。

第十三条　申请特许捕捉证的程序：（一）需要捕捉国家一级保护水生野生动物的，必须附具申请人所在地和捕捉地的省、自治区、直辖市人民政府渔业行政主管部门签署的意见，向国务院渔业行政主管部门申请特许捕捉证；（二）需要在本省、自治区、直辖市捕捉国家二级保护水生野生动物的，必须附具申请人所在地的县级人民政府渔业行政主管部门签署的意见，向省、自治区、直辖市人民政府渔业行政主管部门申请特许捕捉证；（三）需要跨省、自治区、直辖市捕捉国家二级保护水生野生动物的，必须附具申请人所在地的省、自治区、直辖市人民政府渔业行政主管部门签署的意见，向捕捉地的省、自治区、直辖市人民政府渔业行政主管部门申请特许捕捉证。动物园申请捕捉国家一级保护水生野生动物的，在向国务院渔业行政主管部门申请特许捕捉证前，须经国务院建设行政主管部门审核同意；申请捕捉国家二级保护水生野生动物的，在向申请人所在地的省、自治区、直辖市人民政府渔业行政主管部门申请特许捕捉证前，须经同级人民政府建设行政主管部门审核同意。负责核发特许捕捉证的部门接到申请后，应当自接到申请之日起3个月内作出批准或者不批准的决定。

第十四条　有下列情形之一的，不予发放特许捕捉证：（一）申请人有条件以合法的非捕捉方式获得国家重点保护的水生野生动物的种源、产品或者达到其目的的；（二）捕捉申请不符合国家有关规定，或者申请使用的捕捉工具、方法以及捕捉时间、地点不当的；（三）根据水生野生动物资源现状不宜捕捉的。

第十五条　取得特许捕捉证的单位和个人，必须按照特许捕捉证规定的种类、数量、地点、期限、工具和方法进行捕捉，防止误伤水生野生动物或者破坏其生存环境。捕捉作业完成后，应当及时向捕捉地的县级人民政府渔业行政主管部门或者其所属的渔政监督管理机构申请查验。县级人民政府渔业行政主管部门或者其所属的渔政监督管理机构对本行政区域内捕捉国家重点保护的水生野生动物的活动，应当进行监督检查，并及时向批准捕捉的部门报告监督检查结果。

第十六条　外国人在中国境内进行有关水生野生动物科学考察、标本采集、拍摄电影、录像等活动的，必须经国家重点保护的水生野生动物所在地的省、自治区、直辖市人民政府渔业行政主管部门批准。

第十七条　驯养繁殖国家一级保护水生野生动物的，应当持有国务院渔业行政主管部门核发的驯养繁殖许可证；驯养繁殖国家二级保护水生野生动物的，应当持有省、自治区、直辖市人民政府渔业行政主管部门核发的驯养繁殖许可证。动物园驯养繁殖国家重点保护的水生野生动物的，渔业行政主管部门可以委托同级建设行政主管部门核发驯养繁殖许可证。

第十八条　禁止出售、收购国家重点保护的水生野生动物或者其产品。因科学研究、驯养繁殖、展览等特殊情况，需要出售、收购、利用国家一级保护水生野生动物或者其产品的，必须向省、自治区、直辖市人民政府渔业行政主管部门提出申请，经其签署意见后，报国务院渔业行政主管部门批准；需要出售、收购、利用国家二级保护水生野生动物或者其产品的，必须向省、自治区、直辖市人民政府渔业行政主管部门提出申请，并经其批准。

第十九条　县级以上各级人民政府渔业行政主管部门和工商行政管理部门，应当对水生野生动物或者其产品的经营利用建立监督检查制度，加强对经营利用水生野生动物或者其产品的监督管理。对进入集贸市场的水生野生动物或者其产品，由工商行政管理部门进行监督管理，渔业行政主管部门给予协助；在集贸市场以外经营水生野生动物或者其产品，由渔业行政主管部门、工商行政管理部门或者其授权的单位进行监督管理。

第二十条　运输、携带国家重点保护的水生野生动物或者其产品出县境的，应当凭特许捕捉证或者驯养繁殖许可证，向县级人民政府渔业行政主管部门提出申请，报省、自治区、直辖市人民政府渔业行政主管部门或者其授权的单位批准。动物园之间因繁殖动物，需要运输国家重点保护的水生野生动物的，可以由省、自治区、直辖市人民政府渔业行政主管部门授权同级建设行政主管部门审批。

第二十一条　交通、铁路、民航和邮政企业对没有合法运输证明的水生野生动物或者其产品，应当及时通知有关主管部门处理，不得承运、收寄。

第二十二条　从国外引进水生野生动物的，应当向省、自治区、直辖市人民政府渔业行政主管部门提出申请，经省级以上人民政府渔业行政主管部门指定的科研机构进行科学论证后，报国务院渔业行政主管部门批准。

第二十三条　出口国家重点保护的水生野生动物或者其产品的，进出口中国参加的国际公约所限制进出口的水生野生动物或者其产品的，必须经进出口单位或者个人所在地的省、自治区、直辖市人民政府渔业行政主管部门审核，报国务院渔业行政主管部门批准；属于贸易性进出口活动的，必须由具有有关商品进出口权的单位承担。动物园因交换动物需要进出口前款所称水生野生动物的，在国务院渔业行政主管部门批准前，应当经国务院建设行政主管部门审核同意。

第二十四条　利用水生野生动物或者其产品举办展览等活动的经济收益，主要用于水生野生动物保护事业。

第四章　奖励和惩罚

第二十五条　有下列事迹之一的单位和个人，由县级以上人民政府或者其渔业行政主管部门给予奖励：（一）在水生野生动物资源调查、保护管理、宣传教育、开发利用方面有突出贡献的；（二）严格执行野生动物保护法规，成绩显著的；（三）拯救、保护和驯养繁殖水生野生动物取得显著成效的；（四）发现违反水生野生动物保护法律、法规的行为，及时制止或者检举有功的；（五）在查处破坏水生野生动物资源案件中作出重要贡献的；（六）在水生野生动物科学研究中取得重大成果或者在应用推广有关的科研成果中取得显著效益的；（七）在基层从事水生野生动物保护管理工作 5 年以上并取得显著成绩的；（八）在水生野生动物保护管理工作中有其他特殊贡献的。

第二十六条　非法捕杀国家重点保护的水生野生动物的，依照刑法有关规定追究刑事责任；情节显著轻微危害不大的，或者犯罪情节轻微不需要判处刑罚的，由渔业行政主管部门没收捕获物、捕捉工具和违法所得，吊销特许捕捉证，并处以相当于捕获物价值10倍以下的罚款，没有捕获物的处以1万元以下的罚款。

第二十七条　违反野生动物保护法律、法规，在水生野生动物自然保护区破坏国家重点保护的或者地方重点保护的水生野生动物主要生息繁衍场所，依照《野生动物保护法》第三十四条的规定处以罚款的，罚款幅度为恢复原状所需费用的3倍以下。

第二十八条　违反野生动物保护法律、法规，出售、收购、运输、携带国家重点保护的或者地方重点保护的水生野生动物或者其产品的，由工商行政管理部门或者其授权的渔业行政主管部门没收实物和违法所得，可以并处相当于实物价值10倍以下的罚款。

第二十九条　伪造、倒卖、转让驯养繁殖许可证，依照《野生动物保护法》第三十七条的规定处以罚款的，罚款幅度为5000元以下。伪造、倒卖、转让特许捕捉证或者允许进出口证明书，依照《野生动物保护法》第三十七条的规定处以罚款的，罚款幅度为5万元以下。

第三十条　违反野生动物保护法规，未取得驯养繁殖许可证或者超越驯养繁殖许可证规定范围，驯养繁殖国家重点保护的水生野生动物的，由渔业行政主管部门没收违法所得，处3000元以下的罚款，可以并处没收水生野生动物、吊销驯养繁殖许可证。

第三十一条　外国人未经批准在中国境内对国家重点保护的水生野生动物进行科学考察、标本采集、拍摄电影、录像的，由渔业行政主管部门没收考察、拍摄的资料以及所获标本，可以并处5万元以下的罚款。

第三十二条　有下列行为之一，尚不构成犯罪，应当给予治安管理处罚的，由公安机关依照《中华人民共和国治安管理处罚法》的规定予以处罚：（一）拒绝、阻碍渔政检查人员依法执行职务的；（二）偷窃、哄抢或者故意损坏野生动物保护仪器设备或者设施的。

第三十三条　依照野生动物保护法规的规定没收的实物，按照国务院渔业行政主管部门的有关规定处理。

第五章　附　　则

第三十四条　本条例由国务院渔业行政主管部门负责解释。

第三十五条　本条例自发布之日起施行。

附录6 关于加强赛加羚羊、穿山甲、稀有蛇类资源保护和规范其产品入药管理的通知

(林护发 [2007] 242 号)

各省、自治区、直辖市林业厅（局）、卫生厅（局）、工商行政管理局、食品药品监督管理局（药品监督管理局）、中医药管理局，内蒙古、吉林、龙江、大兴安岭森工（林业）集团公司，新疆生产建设兵团林业局：

赛加羚羊、穿山甲、蛇类均是生态、经济、科研价值极高的陆生野生动物，其产品是许多传统中医临床用药的重要原料来源。为保护好上述物种资源，兼顾我国传统中医药的可持续发展，在各级政府的指导和关心下，各级林业、卫生、工商、食品药品监督管理和中医药管理等部门在控制资源消耗、研究人工繁育技术、规范经营利用行为、打击违法犯罪活动等方面做了大量工作，取得了一定的成效。但由于资源繁育利用激励机制不健全、资源合理配置措施不到位等诸多原因，上述物种人工繁育一直未能从根本上得到突破，其原料只能依赖现有库存或从野外、境外获得。据全国野生动物资源调查结果显示，我国穿山甲资源急剧下降到濒危状况；蛇类资源总量不足 20 世纪 80 年代的 1/10，并由此在局部地区引发生态问题。此外，赛加羚羊角库存量严重不足，使我国传统中医药正面临着资源危机，并且走私赛加羚羊角入境的案件时有发生，引起国际社会强烈关注，《濒危野生动植物种国际贸易公约》和世界自然保护联盟还通过了有关赛加羚羊保护决议，要求加强管理、严格执法。

针对上述情况，为正确处理好资源保护与可持续利用的关系，促进野生动物保护和中医药事业的协调发展，维护我国总体利益，经国务院批准，决定对赛加羚羊、穿山甲、稀有蛇类（指国家保护的或《濒危野生动植物种国际贸易公约》附录所列的蛇类，下同）及其产品实行标识管理试点，进一步加强资源保护和规范其产品入药管理。现将有关具体措施通知如下：

一、停止野外猎捕活动，促进野外资源恢复与增长

根据上述物种资源总量急剧下降的现状，自本通知下达之日起，各级林业主管部门须停止核发赛加羚羊、穿山甲和稀有蛇类特许猎捕证或狩猎证。因科学研究、驯养繁殖或保障人身安全等特殊原因，各省级林业行政主管部门经核实其目的和资源状况，按国家规定批准猎捕的赛加羚羊、穿山甲、稀有蛇类，不得直接转用于其他目的的经营利用活动。

二、建立激励机制，引导企业参与野外资源恢复和人工繁殖活动

大力恢复野外资源，突破赛加羚羊、穿山甲、稀有蛇类人工驯养繁殖技术，实现商业性规模化养殖，是解决相关产业原料来源的根本措施。各地要根据本区域实际情况，研究建立"谁投入，谁受益"的激励机制，引导、鼓励资源利用企业，积极参与赛加羚羊、穿山甲、稀有蛇类野外种群恢复和人工繁育活动，突破技术难题。对驯养繁殖技术研究取得阶段性成果的，报国家林业局组织科学论证通过后，可以开展试点予以推广，国家林业局将在加工利用、出售繁殖所获的上述物种原材料或产品方面，予以扶持。

三、核查原材料库存情况，进行登记造册、标准化封装和定点保管

各省、自治区、直辖市林业主管部门在近期内，要尽快核实本区域有关单位库存的赛加羚羊角、穿山甲片和稀有蛇类原材料，将核查结果报送国家林业局，并委托国家林业局野生动植物检测中心抽查和标准化封装，对保管点、责任人、数量及封装编号逐一登记造册，确保上述原材料的严格监管。

四、明确限定原材料使用范围，宏观控制资源消耗总量

为确保对资源消耗总量的宏观控制，今后所有赛加羚羊、穿山甲原材料仅限用于定点医院临床使用和中成药生产，并不得在定点医院外以零售方式公开出售；稀有蛇类原材料除重点保障医院临床使用和中成药生产外，可适量用于其它重点产品的生产和利用。按照上述要求，需要临床使用赛加羚羊、穿山甲、稀有蛇类各类原材料的定点医院，由卫生部和国家中医药管理局确定，非定点医院自 2008 年 3 月 1 日起须一律停止临床使用上述原材料的活动；因中成药生产需要利用赛加羚羊角、穿山甲片和稀有蛇类原材料的，必须是已取得国家食品药品监督管理部门相应药品生产批准文号的企业；其他需要利用稀有蛇类原材料的，须根据资源状况严格控制。上述各类原材料年度消耗控制量，由国家林业局组织科学论证后下达。

五、严格原材料购销及利用管理，规范流通秩序

为防止非法来源的赛加羚羊、穿山甲、稀有蛇类各类原材料混入合法流通渠道，核实后标准化封装、登记在册的上述原材料，只能销售给中成药生产企业、定点医院和含稀有蛇类成分产品的生产企业，并只能用于生产经批准的中成药、产品或在定点医院临床使用。上述企业、定点医院需要购买原材料或利用库存原材料从事相关生产活动或临床使用时，应说明原材料来源、投料生产或使用计划，附具有关材料，按国家规定向林业部门申请行政许可，获批准后方可实施。各级林业主管部门依法实施上述行政许可事项时，须严格执行国家林业局下达的各类原材料年度消耗控制量，不得超量许可。

六、统一实行专用标识制度

自 2008 年 1 月 1 日起，对含赛加羚羊角、穿山甲片和稀有蛇类原材料的成药和产品，开始实行标识管理试点；至 2008 年 3 月 1 日起，所有含赛加羚羊角、穿山甲片和稀有蛇类原材料的成药和产品，须在其最小销售单位包装上加载"中国野生动物经营利用管理专用标识"后方可进入流通。有关企业具体使用专用标识的数量，根据其按法定程序获得行政许可的生产数量核算，由国家林业局委托全国野生动植物研究发展中心具体安排。加载有专用标识的上述成药或产品，其销售、运输可不再办理相关证明。

按照国家有关法律法规，未依法获得行政许可的，不得利用赛加羚羊角、穿山甲片和稀有蛇类原材料从事生产经营活动，未加载专用标识的产品也不得进入流通。对已经生产库存的，各生产、经营单位须尽快向所在地省级林业主管部门报告有关情况，经核实和依法履行法定行政许可手续后，参照上述程序一次性安排专用标识。加载专用标识后的上述产品可继续流通，直至销售完毕。

七、提高认识，相互配合，加强宣传，严格执法，确保各项保护管理措施顺利实施

加强赛加羚羊、穿山甲、稀有蛇类保护管理，规范其产品生产流通，是根据资源现状，为维护中医药可持续发展的长远利益而采取的综合性管理措施，各级林业、卫生、工商、食品药品监督管理、中医药管理部门要予以高度重视，要主动向政府领导报告，及时将本通知转发至相关企业等单位，并在本部门内指定专门负责领导，建立有效的协调机制，加强部门间沟通和配合，形成合力，特别是对重大问题，要集体研究，争取问题及时得到解决；要加

强宣传，争取有关企业和全社会的理解和支持，特别是要告知有关企业等单位，未经行政许可擅自利用濒危物种资源或经营未加载专用标识的相应产品属触犯法律的行为；要切实加大执法力度，适时组织多部门联合执法检查，严厉查处违法经营利用、走私赛加羚羊角、穿山甲片和稀有蛇类原材料的行为，遏制破坏资源的势头，确保上述保护管理措施的顺利实施。

　　以上通知，请遵照执行。

国家林业局　中华人民共和国卫生部

中华人民共和国国家工商行政管理总局

国家食品药品监督管理局　国家中医药管理局

二〇〇七年十一月十二日